Hans Graf von Lehndorff

Die Insterburger Jahre

Mein Weg zur Bekennenden Kirche

Biederstein Verlag München

ISBN 3 7642 0131 2

22.–25. Tausend. 1986
Umschlagentwurf von Werner Rebhuhn

Gesamtherstellung: Kösel, Kempten

Wenn man mich fragt, was ich unter evangelischer Kirche verstehe, dann denke ich weder an ein repräsentatives Gebäude noch an eine ehrwürdige Institution noch an ein theologisch zu definierendes geistiges Gebilde; sondern es ziehen Menschen an meinem Blick vorüber, lebendige Menschen, mit denen ich in einer Sternstunde meines Lebens in Berührung gekommen bin. Und während ich jeden einzelnen von ihnen bei seinem Namen nenne, entfaltet sich vor meinen Augen jene mit nichts zu vergleichende oder zu verwechselnde Landschaft, die mir durch den Umgang mit diesen Menschen vertraut geworden ist und die ich Kirche nenne, weil wir darin alle miteinander und jeder für sich am eigenen Leibe ein Stück der Geschichte Gottes mit den Menschen erfahren haben. Diese Geschichte, die Heilsgeschichte, wie wir sie nennen, ist zwar sehr alt, so alt wie die menschliche Sprache; und auch das, was ihren Inhalt ausmacht, kreist von jeher um die gleichen elementaren Fragen. Dennoch gibt es keine zwei Menschen, die sie in genau der gleichen Weise erleben. Denn niemals ist der Mensch so sehr Individuum, so sehr Persönlichkeit, wie in dem Augenblick, wo Gott ihn fragt und er zu antworten hat. Darum hat auch das, was ich hier zum Thema Kirche beitragen möchte, den Charakter eines ganz persönlichen Abenteuers, und es bleibt jedem überlassen, ob er daraus im Hinblick auf seinen eigenen Kirchenbegriff ein Fazit ziehen will oder nicht.

Da ich von Namen gesprochen habe, möchte ich meinen Bericht damit beginnen, daß ich einige von ihnen ausspreche*: Andreas und Gertrud Pfalzgraf, Ernst und Else Duschmann, Erich Kramp, Johannes Singer, Renate Menzel, Erich Moll, August Bernotat, Fritz Heisel, Heinz Millert, Max Kuhlweit, Bruder Martin. Manche ihrer Träger liegen schon in der Erde. Aber was macht das aus bei Menschen, die für die Ewigkeit aufgehoben sind und die schon zu Lebzeiten etwas von ihrem Glanz gesehen haben! Nichts, als daß sie uns, den Lebenden, noch Geforderten, noch Gefährdeten, noch Angefochtenen schon ein Stück voraus sind.

Wie kam es dazu, daß mein Weg mich in Beziehung zu diesen Menschen brachte? Es war gegen Ende des Jahres 1941. Ich war damals Assistenzarzt der Chirurgischen Abteilung des Kreiskrankenhauses in Insterburg, einer mittleren Stadt meiner ostpreußischen Heimatprovinz. Wir hatten viel zu tun, denn die Mehrzahl meiner Kollegen hatte Kriegsdienst zu leisten und uns standen fast nur ungeübte ärztliche Hilfskräfte zur Verfügung. Der Krieg hatte bereits weltweites Ausmaß angenommen. Aber immer noch befanden sich unsere Soldaten im Vormarsch, und trotz aller Verluste an Menschen war die Stimmung der Bevölkerung derart optimistisch, daß auch die stillen Gegner des Hitlerregimes innerlich resignierten und zu der Ansicht kommen mußten, die Welt habe es nicht anders verdient, als von Hitler liquidiert zu werden, wenn sie sich diesen Siegeszug gefallen ließ.

Meine Familie war damals schon durch schwerste Ver-

* Mit Rücksicht auf heute noch lebende Personen dieses Berichtes sind deren Familiennamen verändert worden.

luste betroffen worden und ich wäre selbst gern zu den Soldaten gegangen, schon um dem unerträglichen Geschwätz der siegesgewissen Umwelt zu entgehen. Aber höherem Befehl zufolge hatte ich der Zivilbevölkerung zu dienen und tat es gern, obgleich es unsrer mühevollen Arbeit an den Kranken geradezu Hohn sprach, daß draußen an den Fronten täglich Tausende von jungen, gesunden Menschen sinnlos in den Tod geschickt wurden. „Es ist nicht unser Deutschland, für das unsere Brüder fallen", schrieb ich damals in mein Notizbuch. Je weiter das unheimliche neue Deutschland sich ausbreitete, um so enger zog der eigene Lebensraum sich zusammen, und ich zweifelte nicht daran, daß von der Welt, in die ich hineingeboren war und für die ich mich mitverantwortlich fühlte, nicht das Geringste mehr übrigbleiben würde, ganz gleich, ob der Krieg schließlich mit einem Sieg oder mit einer Niederlage enden würde.

In solcher inneren Verfassung wurde ich eines Tages in das Haus eines Pfarrers eingeladen, um an einer Bibelstunde teilzunehmen. Um nicht unhöflich zu sein und weil es sonst auch keinerlei Ablenkung gab, sagte ich zu und fand an jenem Abend eine Gruppe von 8 oder 10 Personen versammelt, wie es schien, in der Hauptsache Lehrer und Lehrerinnen. Man war dabei, die Offenbarung Johannis zu lesen, das letzte Buch der Bibel. Dies ging so vor sich, daß zunächst ein Kapitel verlesen wurde, um dann festzustellen, was die verschiedenen Kommentare, unter ihnen insbesondere Hanns Lilje, zu diesem Kapitel zu sagen hatten. Als das geschehen war, wurden noch einige mehr oder weniger fromme Redensarten gemacht, und damit war die Sache im wesentlichen ausgestanden. Es war also genau das, was ich mir nach Erinnerungen aus meiner Kinderzeit unter einer Bibelstunde vorgestellt hatte. Die Offenbarung Johannis jedenfalls schien für mich das bleiben zu wollen, was sie ohnehin schon war, nämlich ein Buch mit sieben Siegeln.

Nun war da aber an den folgenden Abenden unter den Teilnehmern ein Mann, der sich mit dieser unverbindlichen Art des Bibellesens nicht zufriedengab, sondern immer wieder den Versuch machte, das Gespräch auf aktuelle kirchenpolitische Fragen zu bringen. Daraus ergab sich jedesmal eine peinliche Spannung, denn natürlich befand sich die offizielle Kirche damals in einer weitgehenden Abhängigkeit von den Wünschen des Staates und es war gefährlich, sich anderen Menschen gegenüber auf eine Kritik an ihren Kompromissen einzulassen. Der Leiter des Bibelkreises war infolgedessen ständig bemüht, derartige Themen zu unterdrücken und pflegte dann etwa folgendes zu sagen: „Ja, natürlich ist das, was Sie da vorbringen, eine Frage, über die man sich unterhalten könnte. Aber schließlich sind wir ja hier zusammengekommen, um Gottes Wort zu hören, und nicht, um uns mit Problemen zu beschäftigen, auf deren Lösung wir gar keinen Einfluß haben." Eine dieser peinlichen Fragen habe ich noch genau in Erinnerung. Sie lautete etwa so: „Wie man hört, will der Staat die Kirche dazu zwingen, die sogenannten Judaismen aus den Gesangbuchliedern zu entfernen, also Redewendungen, wie ‚Abrahams Same' oder ‚Freue dich, Israel'. Müssen wir uns diesem Ansinnen nicht mit aller Schärfe widersetzen?" Auch mir erschienen solche Fragen reichlich provokatorisch. Aber sie kamen keineswegs von ungefähr. Wenn man nämlich den Bibeltext, den wir vor uns hatten, auf die Gegenwart bezog, dann ergaben sich daraus manchmal erstaunliche Parallelen zu unsrer eigenen Situation, und ich fing an zu begreifen, daß die Offenbarung Johannis ein Buch ist, das auch heute noch Menschen zu eindeutiger Stellungnahme und zu verantwortlichem Handeln herauszufordern vermag.

Als wir nach einem solchen Abend auseinandergingen, sprach mich der eben erwähnte Störenfried an und sagte: „Kommen Sie doch am nächsten Mittwoch in unseren Männerkreis. Da spricht der Schulrat Tarnow über Abraham. Das wird Sie sicher interessieren." Das hat gerade noch gefehlt, dachte ich, daß ich jetzt anfange, in jede Bibelstunde zu laufen. Und ich sagte nicht ja, nicht nein. Aber als ich mich dann von dem Hausherrn verabschiedete, wurde ich hellhörig, denn er sagte: „Zu den Männerchen brauchen Sie nicht zu gehen. Das ist nichts für Sie." So so, dachte, ich, da scheint also doch etwas los zu sein. Und so saß ich denn am nächsten Mittwoch pünktlich um 8 Uhr abends in dem alten baufälligen Gemeindehaus zwischen 30 oder 40 älteren Männern und wartete ohne sonderliche Spannung auf das, was uns der Schulrat über Abraham erzählen würde. Aber siehe da, es sprach an diesem Abend nicht der Schulrat – er war erkrankt, und ich habe ihn erst später kennengelernt –, sondern der Mann, der mich eingeladen hatte, sprang für ihn ein. Nachdem wir ein mir unbekanntes, erstaunlich aufmunterndes Lied aus dem Gesangbuch gesungen hatten, hielt er uns einen Vortrag mit dem Thema ‚Abraham, der Ruf Gottes'. Nun war ich ein Mensch, der für damalige Verhältnisse ziemlich viel herumgekommen war. Ich hatte meine ersten Studiensemester in Genf, Paris und England absolviert, hatte meine medizinischen Examina in München und Berlin gemacht und war überall mit Menschen zusammengekommen, von denen ich auch außerberuflich manches hatte lernen können. Aber einen solchen Vortrag wie an diesem Abend hatte ich noch nie gehört. Dieser Abraham, von dem da gesprochen wurde, das war auf einmal gar nicht mehr jene alte Sagengestalt mit dem langen Bart, die man aus der Schnorrschen Bilderbibel und aus dem Religionsunterricht kannte, sondern es wurde daraus ein Mensch unsrer Tage, einer der von Gott herausgerufen wird aus den Bindungen seiner Umwelt, seiner Familie, seiner Tradition, seiner Gewohnheiten, um seine Schritte vorwärts zu lenken in ein Land, von dessen Existenz er noch nichts weiß, das er noch nie betreten hat und das ihm erst gezeigt werden soll. Was drang da für ein neuer Ton zu meinen Ohren? War ich nicht selbst dieser Mensch, der es dringend nötig hatte, herausgeholt zu werden aus der erstickenden Enge seines Daseins? Wie konnte es geschehen, daß ich 31 Jahre alt werden und in dies schäbige Gemeindehaus kommen mußte, um zu erfahren, daß es noch etwas anderes gab als meine kleine Existenz, nämlich eine Welt, die nach allen Seiten offensteht, in der man leben und atmen kann und die eine Fülle von Entdeckungen für mich bereithält? Ich saß vornübergebeugt, vergaß meine Umgebung und staunte nur über das, was aus diesem Menschen zu mir sprach. Zu mir ganz allein – denn wer sonst unter den Anwesenden hätte seine Worte so verstehen können, wie ich sie verstand? Ich holte immer wieder tief Luft und wußte, daß die enge Wand, die mich umgab, an einer Stelle durchstoßen worden war.

Was aber war es eigentlich, was mir diese neue Wirklichkeit so greifbar nahebrachte? Der Mann da vorn sprach, als gäbe es keinen Terror und keine Angst; als brauchten wir uns nicht zu scheuen, die Dinge beim Namen zu nennen, unter denen wir damals heimlich und hoffnungslos litten. Wer gab ihm die Vollmacht, vor einem großen Kreis von Zuhörern derart frei zu sprechen? Ich wußte nur, daß er von Beruf Studienrat war, daß er eine gelähmte Frau und sechs schulpflichtige Kinder hatte – lauter Gründe, um mit dem, was er sagte, besonders vorsichtig zu sein. Was trieb ihn überhaupt dazu, sich derartig zu exponieren? Glaubte er vielleicht, wir paar armseligen Männerchen in diesem entlegenen Winkel unsres Vaterlandes wären geeignet oder in der Lage, dem Unheil, das uns umgab, in wirksamer Form die Stirn zu bieten? Wiederum aber war seine Art nicht unbedingt die eines Rebellen oder Verschwörers. Sondern bei aller Leidenschaftlichkeit des Vortrages war da etwas von Gehorsam, etwas von Demut zu spüren, wie ich das bis dahin noch bei keinem Menschen kennengelernt hatte. Was er da von sich gab, war offenbar nicht nur seine eigene menschliche Meinung, sondern hatte anderswo seinen Ursprung. Es war einfach Wahrheit – und das machte diesen Mann nahezu unangreifbar.

Nach Beendigung der Versammlung nahm ich die Gelegenheit wahr, ihn auf seinem Heimweg zu begleiten. Er hieß Dr. Pfalzgraf und wohnte in dem etwas abgelegenen Vorort Sprindt. Wir gingen nebeneinander auf der nächtlichen, menschenleeren Landstraße, er führte sein Fahrrad, und dieses Stück Weges ist in meiner Erinnerung haften geblieben gleichsam als Symbol für die ersten Schritte in ein neues Dasein. Das Gespräch, das wir führten, ging um etwas, wovon ich bis dahin noch gar nicht wußte, daß es überhaupt ein Gesprächsthema zwischen erwachsenen Männern sein kann. Wir sprachen von nichts mehr und nichts weniger als von der Sünde. Ich hatte bis dahin immer geglaubt, Sünde, das sei eine moralische Angelegenheit und sündigen sei eine Sache der mangelnden Selbstbeherrschung, eine Art Panne, die eigentlich nicht passieren dürfe und die am besten totgeschwiegen würde. Noch nie war ich einem Menschen begegnet, der die Kühnheit hatte, ganz offen von diesen dunklen Dingen zu sprechen. Sünde, das war für ihn keineswegs nur eine menschliche Schwäche, sondern im Gegenteil eine Gewalt, die sich des Menschen bemächtigt und über die er nicht Herr zu werden vermag; die ihn zu ungutem Denken und Handeln reizt, die ihn übermütig macht, die ihn in Verzweiflung stürzt, die alles tut, um zu verhindern, daß er zu seinem eigentlichen Ziel gelangt. So hatte ich das noch nie sagen hören. Und während dieser Mann da neben mir die Gelegenheit ergriff, von sich selber zu sprechen und all dem, was ihm Not machte, erhob sich in mir wieder dieses Staunen darüber, daß da noch jemand war, der so viel, ja eigentlich alles von mir wußte und der es mir sagen ließ durch den Mund eines anderen. Ich fühlte mich durch und durch erkannt, aber nicht so, wie von Menschen, ertappt, überlistet, sondern aufgehoben wie von starken Armen, die in der Lage sind, einen Menschen aus dem Sumpf zu ziehen, in dem er geglaubt hatte, versinken zu müssen. Und ich konnte mich nicht genug darüber wundern, daß ich, der ich doch in einem christlichen Hause aufgewachsen war, der ich so viele Bibelsprüche und Gesangbuchlieder auswendig gelernt hatte wie wenige meiner Altersgenossen, nie gemerkt hatte, daß der Glaube nicht dazu da ist, das Leben zu verbrämen, sondern daß er es zu Zeiten überhaupt erst möglich macht. Nun sah ich es deutlich: Sünde, auch die meine, das war im Grunde nichts anderes als ein Teil von jener Macht, die in der Welt das große Zerstören anrichtete. Und ich bekam eine Ahnung davon, wer Jesus Christus ist und warum er, um diese Macht zu brechen, bis in den Tod hinein gehen mußte – für die Welt und für mich und für den vielgeplagten Mann an meiner Seite. –

Von da an ging ich, sooft ich es irgend möglich machen konnte, zu den Versammlungen des Männerkreises. Die biblischen Themen und die unerschrockene Art, in der sie uns nahegebracht wurden, fesselten mich ebenso wie die einzigartige Atmosphäre der gemeinsamen Anbetung, in der ich mich geborgen fühlte wie sonst nirgends in jener Zeit des Unheils. Die Art und Weise, wie man mir dort begegnete, ließ mich begreifen, welche Wohltat es ist, daß Gott kein Ansehn der Person kennt, sondern jeden, der sich ihm mit Ernst zuwendet, ohne Vorbehalt annimmt. Ich fühlte mich in einer ganz neuen Weise für voll genommen und von der Gewißheit erfüllt: „Hier bin ich Mensch, hier darf ich's sein."

Natürlich machte ich schon sehr bald die Erfahrung, daß es mit dem Besuch der Versammlungen und den damit verbundenen Gesprächen nicht getan war. Ich wurde zu zahlreichen Dienstleistungen herangezogen, insbesondere zum Besuch hilfsbedürftiger Menschen in der Gemeinde, und ich sah mich genötigt, meine ohnehin knapp bemessene Freizeit nach den Erfordernissen des Männerkreises gründlich umzugestalten. Es wurde recht anstrengend. Aber was tut man nicht alles, wenn man erst einmal festen Boden unter die Füße bekommen hat und es nun darum geht, sich zu bewähren und die anderen nicht zu enttäuschen. Amüsiert haben mich in dieser Zeit oft die Versuche einiger besonders pietistischer Mitglieder des Kreises, mich zu bekehren. Ich mußte dann immer denken: „Liebe Leute, wenn ich nicht wüßte, was ich an euch habe, hättet ihr mich mit diesem unsinnigen Bemühen schon längst aus eurer Nähe verscheucht. Eure Anstrengungen sind wirklich gänzlich überflüssig."

Daß der Männerkreis für die offizielle Kirche in unsrer Stadt einen höchst unbequemen Störungsfaktor darstellte, hatte ich, wie gesagt, schon bemerkt und war deshalb keineswegs überrascht, als es im Sommer 1942 zu ernsthaften Auseinandersetzungen kam. Akuter Anlaß dazu war die Tatsache, daß der Männerkreis beschlossen hatte, sich eine nach biblischen Gesichtspunkten ausgerichtete Ordnung zu geben. Er wollte auf diese Weise das Bewußtsein einer verpflichtenden Zusammengehörigkeit vertiefen. Der Wortlaut dieser Ordnung ist erhalten geblieben, so daß ich ihn hier zu Papier bringen kann.

Ordnung des Männerkreises
oder Regeln einer christlichen Bruderschaft
(1. Mose 4,9. Markus 3,55. Eph. 4, 11–16)

1. Die Aufgabe
Der Kreis sammelt die Männer, die den Ruf des Christus gehört haben und entschlossen sind, ihm bedingungslos zu folgen. Er will mit dieser Sammlung der Gemeinde dienen.
(Matth. 12,30)

2. Die Leitung
Der Kreis wird von einem Arbeitsausschuß geleitet, der die Männer mit Gottes Hilfe gesammelt und zusammengehalten hat. Er kann nötigenfalls erweitert werden.
(Matth. 20, 25–26. 1. Petrus 5, 1–3)

3. Der Weg
Die Glieder des Kreises lesen täglich nach der Bibellese die Schrift. Der Kreis kommt jede Woche einmal zusammen, vertieft sich gemeinsam in Gottes Wort, hält Rat über die Not der Gemeinde, betet und handelt für sie. Den Gliedern wird nahegelegt, in regelmäßigen Zeitabschnitten – mindestens vierteljährlich einmal — geschlossen am heiligen Abendmahl teilzunehmen. Sie verpflichten sich durch ihre Unterschrift, nach Kräften mitzuarbeiten und sich verantwortlich zu wissen für das Wachstum des Kreises. Der Männerkreis sucht mit den übrigen Männerkreisen der Kirche Fühlung und Gemeinschaft.

Insterburg, den 26. 6. 1942

Bis dahin hatte der für die Kirche verantwortlich zeichnende Mann immer noch versucht, den Weg des Männerkreises durch Beschwichtigung in ein neutraleres Fahrwasser zu lenken. Er war des öfteren zu den Versammlungen erschienen, hatte auch selbst in unverfänglicher Weise über einen Bibeltext gesprochen und alles getan, um die Zügel in die Hand zu bekommen. Er war der menschlich verständlichen Meinung, daß Ruhe die erste Bürger- und Christenpflicht sei, namentlich in so schweren Kriegszeiten, und daß man alles vermeiden müsse, was irgendwie die Aufmerksamkeit der Funktionäre des Staates auf sich lenken könnte. Als nun aber diese Ordnung geplant und vorgelegt wurde, erblickte er darin einen derartigen Angriff auf seine Autorität, daß er sich genötigt sah, uns ein Ultimatum zu stellen. Er erschien in der Versammlung des Kreises, erklärte die ‚Ordnung‘ für völlig überflüssig und zudem gefährlich und machte uns auf die Folgen aufmerksam, die aus einer Annahme derselben für uns entstehen würden. Die Kirche würde dem Männerkreis dann keinen Schutz mehr gewähren können. Schließlich setzte er eine Abstimmung in Szene, und da ich ihm gerade am nächsten saß, und er mich wahrscheinlich für einen von denen hielt, die der Vernunft am ehesten zugänglich wären, fragte er mich als ersten, ob ich unter den genannten Voraussetzungen für oder gegen die Ordnung sei. Ich wußte in diesem Augenblick noch nicht, was ich sagen würde, war mir auch keineswegs im klaren darüber, ob die Ordnung wirklich notwendig sei. Ich hatte aber das sichere Gefühl, daß es für mich hier um mehr ging als nur um meine persönliche Meinung, nämlich um mein Festhalten an einer eben erst neu gewonnenen Lebensgrundlage. Und so kam aus mir zu meinem eigenen Erstaunen ein uneingeschränktes Ja heraus. Kopfschüttelnd wandte sich mein Gegenüber von mir ab, um die weiteren Mitglieder des Kreises zu befragen. Einige wenige hatten sich von ihm einschüchtern lassen. Sie stimmten gegen die Ordnung und verließen den Raum zusammen mit dem Kirchenmann, dessen Gesichtsausdruck unmißverständlich zu sagen schien: „Wartet nur, ihr werdet schon sehen, wo ihr mit eurem Eigensinn noch hinkommt."

Alle, die mit Ja gestimmt hatten, blieben noch einen Augenblick zusammen. Wir hatten eine Brücke hinter uns abgebrochen, und das machte uns froh. Nun konnte es nur noch vorwärtsgehen. Und wenn ich bis dahin immer noch eine mehr oder weniger undifferenzierte Gruppe älterer Männer wahrgenommen hatte, so entdeckte ich nun ein menschliches Gesicht nach dem anderen. Wir trennten uns mit dem sicheren Gefühl, eine echte Glaubensentscheidung getroffen zu haben.

Was übrigens die biblischen Themen betrifft, die an

den Mittwochabenden behandelt wurden, so waren sie in ihrer Aufeinanderfolge von langer Hand ausgewählt worden, und zwar nach einem Gesichtspunkt, der den festen Willen bekundete, uns mitten hineinzuführen in die schweren geistigen Auseinandersetzungen, zu denen unsere vom Terror einer totalitären Macht beherrschte Zeit herausforderte. Sie waren zum großen Teil dem Alten Testament entnommen, einem Buch, das fast auf jeder Seite von dem Anspruch Gottes an die Menschen redet und uns die großartigen Gestalten plastisch vor Augen führt, die den Mächtigen ihrer Zeit und deren Mitläufern diesen Anspruch mit aller Deutlichkeit ins Gesicht geschrien haben. Eine Zusammenstellung dieser Bibeltexte sowie der Überschriften, unter denen sie behandelt wurden, ist ebenfalls erhalten geblieben und kann im Anhang nachgelesen werden.

Die Auswahl hatte Dr. Pfalzgraf getroffen. Aber nicht nur er war es, der uns diese Texte auslegte, sondern abwechselnd mit ihm taten es der schon erwähnte Schulrat Tarnow sowie mehrere junge Pfarrer, die der Militärdienst in unsre Stadt verschlagen hatte und die sogleich den Weg zu uns gefunden hatten. Sie waren durch die Schule eines Mannes gegangen, dem unsere Evangelische Kirche außerordentlich viel verdankt, nämlich die des Professors Hans Iwand, der längere Zeit als theologischer Lehrer an der Universität in Königsberg gelehrt hatte. Neben seiner offiziellen Lehrtätigkeit hatte er auf dem Lande in der Nähe von Königsberg ein als Erholungsheim getarntes, geheimes theologisches Seminar unterhalten, in dem viele junge Theologen eine für ihr Leben und ihr Wirken entscheidende Zeit verbracht hatten. Wes Geistes Kinder sie waren, das zeigte sich nun an der gegenwartsnahen Art, in der sie diese herausfordernden Texte auslegten. Für mich war die vorbehaltlose Mitwirkung dieser jungen Pfarrer insofern eine Beruhigung, als ich daraus ersah, daß wir mit unsrem Männerkreis keinen selbstgewählten Weg gingen, sondern daß es hier und dort im Lande, weit über die Grenzen unsrer Provinz hinaus, Weggenossen gab, die sich in der gleichen Richtung aufgemacht hatten. Allmählich wurde mir klar, daß sie es waren, die unter der Bezeichnung Bekennende Kirche zusammengefaßt wurden. Die Bekennende Kirche war zwar dem Namen nach jedem ein Begriff. Man wußte, daß sie existierte und kämpfte, daß ihre Pfarrer eingesperrt wurden und daß dieselben, wenn sie wieder herausgelassen wurden, übervolle Kirchen hatten. Man kannte und bewunderte insgeheim Martin Niemöller, der seiner Haltung wegen schon seit Jahren im Konzentrationslager saß. Aber was diese Kirche für ein Gebilde war, wie sie funktionierte und wodurch sie zusammengehalten wurde, davon hatte ich bis dahin keine rechte Vorstellung gehabt. Nun befand ich mich unversehens mitten darin. Denn auch unser Männerkreis gehörte zur Bekennenden Kirche. Sie setzte sich also keineswegs nur aus Pfarrern zusammen, sondern es gehörten dazu auch viele Laien, und zwar nicht nur Männer, sondern eine noch wesentlich größere Anzahl von Frauen. So war es jedenfalls in unsrer Stadt. Hier war diese ganze Bewegung ins Leben gerufen worden durch den inzwischen in den Ruhestand getretenen Superintendenten Federmann, der bei allen große Verehrung genoß und mit dem man, obgleich er nach Königsberg gezogen war, weiterhin rege Beziehungen pflegte. Als er sein Amt niederlegte, war es darum gegangen, jemand zu finden, der die Führung der Bekennenden Gemeinde übernehmen könnte. Und da von den ortsansässigen Pfarrern keiner willens oder in der Lage gewesen wäre, seine Nachfolge zu übernehmen, hatte Federmann Dr. Pfalzgraf gebeten, sich dafür zur Verfügung zu stellen. Pfalzgraf hatte zunächst Bedenken gehabt, war dann aber bereit gewesen, wenigstens die Leitung des vorhandenen Männerkreises zu übernehmen, aber nur bis zu dem Zeitpunkt, wo ein geeigneter Nachfolger für ihn gefunden wäre. Da solches inzwischen nicht geschehen war, sah Pfalzgraf sich weiterhin für den Weg des Männerkreises verantwortlich. Dies war also die Situation, in die ich als gänzlich Unbefangener hineingeschneit war, und es dauerte eine ganze Weile, bis ich die Zusammenhänge ungefähr erfaßt hatte.

Natürlich fesselte mich in besonderer Weise die ungewöhnliche Gestalt dieses Studienrates, die mir manches Rätsel aufgab. Deshalb nahm ich an Sonntagnachmittagen oft die Gelegenheit wahr, ihn in seinem Hause zu besuchen. Er hatte sich am äußersten Ende des an der Inster gelegenen Vorortes Sprindt angesiedelt und dort, weitgehend mit eigenen Händen, ein Haus gebaut. Von dort hatte man einen herrlichen Blick über die kilometerweiten Insterwiesen. Es lag an einem langgezogenen Hang, der mit Bäumen und Büschen bewachsen war und nach Osten hin allmählich in ein Waldgebiet überging. Das Haus wurde noch nicht lange bewohnt, denn Pfalzgraf war erst wenige Jahre zuvor nach Insterburg versetzt worden. Er stammte aus Hessen, war als Sohn eines Mühlenbesitzers aufgewachsen und hatte von seiner sehr eigenwilligen Mutter einen unbezähmbaren Wissensdrang geerbt. Man sagte von ihm, er habe als Kind jede aus Zeitungspapier hergestellte Tüte gelesen, die auf den Hof seiner Eltern kam. Er war eine herbe, leidenschaftliche Natur. Körper und Geist schienen in gleicher Weise durch ein stählernes Training gebändigt zu sein. Sein Wesen war alles andere als harmonisch, und man sah es ihm an, daß seinem Leben schwere Konflikte nicht erspart geblieben waren. Wer ihn nicht brauchte, hätte ihn sich wahrscheinlich nicht zum Freund gewählt. Denn es fehlte ihm alles Verbindliche, Auflockernde, und mancher fühlte sich durch seine Gegenwart beunruhigt. Er litt unter dieser seiner Art und war deshalb im Grunde immer ein einsamer Mann geblieben, bis er der Bekennenden Kirche begegnet war und im Glauben an Jesus Christus sein Maß gefunden hatte. Seitdem konnte es geschehen und geschah immer wieder, daß Menschen, die ihm begegneten, all dies störende Äußere kurzerhand beiseite schoben, um an den Kern heranzukommen, von dem sie mit sicherem Instinkt spürten, daß er wie Brot war. Dann kam es zu Gesprächen, die in ihrer Schlichtheit, Tiefe und Eindeutigkeit geradezu verwandelnde Kraft hatten. So wie an mir selbst habe ich das später mit anderen noch oft erlebt, darunter auch mit einem Vetter von mir. Dieser letztere kam mich anläßlich eines längeren Urlaubs von der Ostfront, der ihm zur Bewirtschaftung seines Landbesitzes gewährt worden war, einmal in Insterburg besuchen, offensichtlich mit der Absicht, einmal nachzusehn, was ich dort neben meiner ärztlichen Tätigkeit eigentlich triebe. Er war ein heiterer, unproblematischer, dem Leben in jeder Hinsicht zugewandter Mensch, mit dem ich von Kindheit an stets nur in Ferienstimmung zusammengewesen war. Die Voraussetzungen unserer neuerlichen Begegnung hatten sich natürlich infolge der Kriegsereignisse grundlegend geändert. Auch seine engere Familie war von schweren Verlusten betroffen worden. Trotzdem zögerte ich, mit ihm von dem zu sprechen, was mich am meisten beschäftigte. Da er aber auf irgend etwas zu warten schien, fragte ich ihn schließlich, ob er nicht Lust hätte, mit mir einen Besuch zu machen. Zu meiner Überraschung willigte er sofort ein, und wir machten uns auf den Weg nach Sprindt. Als wir dort ankamen, trat Pfalzgraf, den ich telephonisch verständigt hatte, aus der Tür. Die beiden so verschiedenen Männer sahen sich einen Augenblick ins Auge, und dann fand am Kaffeetisch, in Gegenwart von Frau Pfalzgraf und mir, ein Gespräch statt, das mir unvergeßlich geblieben ist. Mein Vetter begann zu reden mit einer Offenheit, wie man sie eigentlich nur bei Kindern erwartet. Er schilderte einen Menschen, der so und so geartet ist, die und die Neigungen und Schwächen hat, sich an diesem und jenem freut und der sich eigentlich noch kaum Gedanken darüber gemacht hat, ob er mit all dem auf dem rechten Wege sei oder nicht. Pfalzgraf antwortete ihm, indem er einen Menschen beschrieb, bei dem vieles ähnlich gelagert sei, der sich aber von jeher mit Problemen herumgeschlagen hätte und den das Grausen ankäme, wenn er daran dächte, was aus ihm geworden wäre, wenn Gott nicht im richtigen Augenblick die Hand nach ihm ausgestreckt hätte. Daraus ergab sich Frage und Gegenfrage, Rede und Gegenrede von einer Dichte, die es uns beiden schweigenden Zuhörern nicht erlaubte, uns etwa als störend zu empfinden. Im Gegenteil, wir hatten beide das Gefühl, es ist gut und richtig so, daß wir dabei sind.

Eine Stunde nur, dann mußte mein Vetter wieder

fort. Aber mitten in der Nacht rief er mich an, um zu sagen, daß er gut nach Hause gekommen sei. Und dann erhielt ich einen Brief von ihm, in dem er schrieb: „Ich bin mit vielen Vorurteilen und Zweifeln zu Dir gekommen. Die Vorurteile sind restlos beseitigt, die Zweifel natürlich noch nicht. Immerhin sind mir bereits am nächsten Morgen aus meinem landwirtschaftlichen Betrieb heraus so viel neue Fragen gekommen, daß ich am liebsten gleich wieder umgekehrt wäre, um sie mit Euch zu besprechen. Kommt mich sobald wie möglich besuchen, damit wir weiterreden können." Ich wußte damals noch nicht, daß er zu denen gehörte, die seit einiger Zeit das Attentat gegen Hitler planten. Es war mir nur deutlich geworden, daß etwas Außergewöhnliches mit ihm im Gange war. Und wenn ich heute an ihn denke und den zeitlos gültigen Abschiedsbrief lese, den er aus der Todeszelle an seine Familie geschrieben hat, dann denke ich auch an jenen Nachmittag in Sprindt, und es ist mir ein Trost, zu wissen, daß dort der Grund gelegt worden ist für die Kraft, die ihn später durch sein unsagbares Sterben hindurchgetragen hat.*

Wer sich bei Pfalzgrafs zu Besuch angesagt hatte, der konnte, wer er auch war, gewiß sein, wie ein Ehrengast empfangen zu werden. Das ganze Haus schien schon auf ihn zu warten. Und wer Pfalzgraf kannte, der war jedesmal gerührt durch die etwas steife Feierlichkeit, mit der er von ihm begrüßt wurde, und sah sich veranlaßt, seinerseits eine äußerlich und innerlich geordnete Haltung einzunehmen. Für Gleichgültiges war angesichts

* Heinrich Graf Lehndorff-Steinort starb nach dem 20. Juli 1944 am Galgen.

des harten Lebens, das hier geführt wurde, kein Platz. Und die aufmerksame Art, wie auf das gehört wurde, was der Besucher vorzubringen hatte, machte diesem schnell deutlich, daß jedes unverbindliche Geplauder überflüssig war. Wenn er ein besonderes Anliegen hatte, so konnte er sich die Vorrede sparen. War das nicht der Fall, so durfte er ruhig erst einmal schweigen und abwarten, was für ein Gesprächsthema sich ergeben würde. Einen horror vacui, eine Angst vor der Leere, gab es in diesem Hause nicht, und mir sind gerade die Augenblicke des Schweigens in schönster Erinnerung, weil sich aus ihnen jedesmal eine Unterhaltung entwickelte, die, zunächst zögernd geführt, bald zum Wesentlichen vorstieß und von der man beglückt nach Hause ging. Dabei war es gleichgültig, wer das Gespräch begonnen hatte und um welches Thema es ging. Ob es sich um Tagesfragen handelte oder um persönliche Dinge, um den Weg der Kirche oder um das Beschneiden von Obstbäumen, welch letzteres bei der Besichtigung des herrlichen Gartens eine große Rolle spielte. Ich höre Pfalzgraf noch sagen: „Das Bäumebeschneiden ist genau wie das Regieren. Was ich jetzt falsch mache, wird sich erst nach Jahren zeigen." Um was es auch ging, immer war das Gespräch getragen von der Freude und dem Ernst eines Menschen, der sich auf allen Teilgebieten des Lebens als Haushalter Gottes begreift.

Haus und Garten waren mit großer Fürsorge ganz nach den durch ihre schwere Krankheit eingeschränkten körperlichen Möglichkeiten der Frau Pfalzgraf eingerichtet. Da sie ihre Füße nicht heben konnte, gab es im Hause keine Türschwellen. Mit ihrem Rollstuhl kam sie ohne fremde Hilfe um jede Ecke herum und auch in den

Garten, der ihre besondere Freude war. Da sie sich auch nicht bücken konnte, sondern mit ihren versteiften Hüften wie ein Stock dastand, war sämtliches Beerenobst in Form von Hochstämmchen angepflanzt worden, damit sie es selbst pflücken konnte. Von ihren sechs Kindern war nur das jüngste ein Mädchen und noch so klein, daß es der Mutter nicht viel helfen konnte. Die Söhne gingen alle aufs Insterburger Gymnasium und waren deshalb, ebenso wie der Vater, mehr als den halben Tag nicht zu Hause. Der Tagesablauf war wie in ein eisernes Gesetz eingespannt. Pfalzgraf sagte mir einmal: „Wenn ich morgens auch nur fünf Minuten zu spät aufwache, geht der ganze Tag schief." Er stand genau um 5 Uhr 45 auf, lief zum Fluß hinunter, nahm ein kurzes Bad, zog sich schnell an, um dann seine Frau anzukleiden, worin er seit Jahren geübt war. Ihre Krankheit hatte schon begonnen, als die beiden noch verlobt waren. Sie hatte sich zunächst nur an einem Knie gezeigt, war dann aber allmählich auf alle Gelenke übergegangen und hatte ihre Beweglichkeit immer mehr eingeengt. Trotzdem hatte sie sieben Kindern das Leben geschenkt. Das jüngste war vor wenigen Jahren gestorben. Wenn Pfalzgraf aus der Schule kam, hatte er an manchen Tagen noch Konfirmandenunterricht zu geben, der ihm seit einiger Zeit infolge Pfarrermangels anvertraut worden war. Sein Tag war also voll ausgelastet, und wenn er am Abend dann noch einen Vortrag zu halten hatte, zu dem jedesmal ein Anmarsch von mehreren Kilometern notwendig war, wagte er hinterher nicht, sich hinzusetzen, weil ihm dann unweigerlich die Augen zufielen. Was er körperlich zu leisten hatte, wurde auch noch erschwert durch die Tatsache, daß an seiner rechten Hand als Folge eines Unfalls von den Fingern nur noch der Daumen vorhanden war. – In den Ostertagen war dazu noch ein neues Ansinnen an ihn herangetragen worden. Der Bruderrat der Ostpreußischen Bekennenden Kirche, vertreten durch einige Pfarrer aus der Königsberger Gegend, hatte bei ihm angefragt, ob er bereit sei, sich zum Prediger ordinieren zu lassen, und er hatte sofort mit Freuden seine Zusage gegeben. Da ihm das Wort in besonderer Weise zu Gebote stand und er außerdem im Rahmen seiner Ausbildung als Studienrat auch ein theologisches Examen gemacht hatte, lag dieser Gedanke natürlich besonders nah. Zweimal fuhr er nach Königsberg, um dort in der Löbenichtschen Kirche Probepredigten zu halten, dann wurde die Ordination auf den 19. Juli 1942 festgesetzt. Aber davon später.

Für mich persönlich war es damals eine Zeit des Hörens und Lernens wie noch nie vorher in meinem Leben. Und wenn ich bis dahin immer geneigt gewesen war, mir den Anschein zu geben, als könne ich überall ein bißchen mitreden, so verfolgte ich nunmehr ganz bewußt die gegenteilige Tendenz. Ich konnte mich gar nicht naiv genug anstellen, nicht töricht genug fragen, um all das Neue, das auf mich eindrang, wirklich von Grund aus zu erfassen. Inzwischen hatte ich ja gemerkt, daß die Bibel der Grund war, auf den sich die Bekennende Kirche berief, der sie zusammenhielt und sie zu ihrer außerordentlichen Selbständigkeit befähigte. Und wir hatten uns ja auch verpflichtet, an jedem Tag einen bestimmten Bibeltext zu lesen. Aber das war eine Sache, mit der man allein nicht zu Rande kam. Und so war es ein großes Glück für mich, daß zwei der vorher genannten jungen Pfarrer abends meistens dienstfrei waren und aus ihrer Kaserne zu mir ins Krankenhaus kommen konnten, um mir beim Bibellesen zu helfen. Das erste Kapitel, das wir gemeinsam lasen, war – ich werde es nie vergessen – das 24. Kapitel des Matthäus-Evangeliums. Jesus spricht darin zu seinen Jüngern vom Ende der Welt und von seiner Wiederkunft. Ich war eines Morgens darauf gestoßen, und das, was ich da las, hatte mich derart in Aufregung versetzt, daß ich die beiden Pfarrer anrief und sie um ihren Besuch bat. Die Worte Jesu schienen mir geradezu das Gegenteil zu sagen von dem, was ich von der Bibel als einem frommen Buch, insbesondere vom Neuen Testament, erwartet hatte. Nicht Friede, Eintracht und Gerechtigkeit unter den Menschen sollten die Begleiterscheinungen der letzten Tage sein, sondern Krieg, Haß, Zerstörung, Verrat und Brudermord sollten der Wiederkunft des Gottessohnes vorangehen. Ich traute meinen Augen nicht. Waren das nicht Zustände wie die, in denen wir mitten drinsteckten? Verzweifelten wir nicht schon längst an der zunehmenden Sinnentleerung dessen, was um uns her geschah? Waren wir, ehrlich gesagt, angesichts des Kriegsgeschehens und alles dessen, was sich im Zusammenhang damit abspielte – Judenverfolgung, Umbringung zahlloser Menschen in Konzentrationslagern, Denunziationen innerhalb der Familien –, nicht schon längst Menschen ohne Hoffnung geworden? Und nun sollte gerade dies, was uns zu vernichten drohte, Anlaß und Aufruf zu der größten aller Hoffnungen sein! Das konnte ich allein nicht bewältigen, und so erwartete ich die beiden Pfarrer mit Ungeduld. Sie kamen und begriffen meine Erregung sofort. Wir lasen das Kapitel noch einmal zusammen, und dann sprachen sie mit mir darüber in einer Art, über die ich mich nicht genug wundern konnte. Sie machten nämlich gar nicht den Versuch, mich zu belehren oder mir etwas zu erklären, wie ich es wohl erwartet hatte. Sondern sie nahmen meine Fragen auf, als wären es die ihren, sie stellten sich mir an die Seite als Mitfragende, als Menschen, denen es nicht darum geht, selber zu reden, sondern das Wort Gottes sprechen zu lassen. Und ich darf sagen: es sprach zu mir in unvorstellbarer Weise. Mein ganzes Dasein zeigte sich mir unter einem neuen Aspekt. Was hatte ich mir nur alles für törichte und zwecklose Gedanken gemacht? Was für Vorstellungen vom Sinn der Welt und des Lebens hatten sich meiner bemächtigt und waren wieder zerbrochen! Wunschbilder, die dennoch nicht entfernt heranreichten an eine Existenz, wie sie sich jetzt vor meinen Augen aufzutun begann. Auch erschütterte es mich, wie die beiden nach Beendigung dieses Gesprächs mit mir beteten. Ganz einfach und ohne viel Worte zu machen, nahmen sie mich in ihre Gemeinschaft auf, und ich bekam einen Begriff davon, was mit dem Wort Bruderschaft gemeint ist. Aber Bruderschaft ist eigentlich ein viel zu schwaches Wort, um das auszudrücken, was Menschen, die sich durch Christus verbunden wissen, einander sein können. Dieses erste Zusammensein leitete eine lange Reihe abendlicher Gespräche ein, von denen ich mein Leben lang zehren werde. Die Zeit schien dabei stillzustehn, und oft war es längst nach Mitternacht, wenn wir uns schließlich trennten. Da mein Zimmer im Krankenhaus zu ebener Erde lag, konnte ich meine Besucher aus einem wenige Schritte entfernten Ausgang hinauslassen oder, wenn dieser abgeschlossen war, durch das Fenster. Der ältere von beiden, Erich Kramp, hatte es nicht weit bis zu seiner Kaserne, wo er als Feldwebel

Dienst tat. Der andere, Erich Moll, mußte die ganze Stadt durchqueren und ich hörte ihn immer noch eine ganze Weile mit seinen schweren Stiefeln im Laufschritt davoneilen. Wenn sie dann an einem der folgenden Abende wiederkamen, klopften sie an mein Fenster, und nur, wenn ich nicht im Zimmer war, gingen sie vorn durch den Haupteingang. Denn damals wurde alles beobachtet, und es konnte sein, daß auch meine Besucher überwacht wurden. Sie warteten dann in meinem Zimmer, bis die Operation oder was mich sonst fernhielt, beendet war. Manchmal kam auch nur einer von ihnen und es konnte dann vorkommen, daß ich ihn schlafend vorfand. Oft aber waren es auch drei. Denn wenn einer von der gleichen Sinnesart, wie sie, bei irgendeinem Truppenteil unsrer Soldatenstadt neu aufgetaucht war, dann brachten sie ihn mit, und es war klar, daß man auch ihm gegenüber frei reden konnte. An einem dieser Abende warf in unsrer Nähe ein russisches Flugzeug Bomben ab. Von der Erschütterung klappten die Bilder an der Wand hin und her. Nicht weit entfernt fing es an zu brennen. Kramps Kaserne war getroffen und sein Zimmer völlig demoliert worden. Es erschien mir also in doppelter Hinsicht sinnvoll, daß er den Abend bei mir verbracht hatte.

Am 19. Juli sollte nun also Pfalzgrafs Ordination über die Bühne gehen, und dafür gab es einiges vorzubereiten. Natürlich durfte offiziell nichts davon bekannt werden, sonst wäre die Feier mit allen Mitteln verhindert worden. Man könnte heute vielleicht fragen, was denn eine heimliche Ordination für einen Zweck haben sollte, wenn sie von der offiziellen Kirche nicht anerkannt wurde. Aber wir standen ja vor der eigenartigen Situation, gewissermaßen zwei vollwertige Kirchen zu haben, eine offizielle, durch das Konsistorium vertretene, mit dem Staat paktierende, und eine inoffizielle, die das Recht für sich in Anspruch nahm, die eigentliche Kirche zu sein und sich auch dementsprechend verhielt. So konnte man beispielsweise seine theologischen Examina bei der Bekennenden Kirche ablegen, und es gibt aus der damaligen Zeit auch heute noch viele amtierende Pfarrer, die nie etwas mit dem Konsistorium zu tun gehabt haben. Nur mußte eben alles, was man vorhatte, nach Möglichkeit so eingerichtet werden, daß es nicht vereitelt werden konnte. Diese Praxis wurde angesichts der Sache, um die es ging, von allen Beteiligten als durchaus legitim angesehn, ja, man war davon überzeugt, daß in einer Zeit wie der unseren nur eine solche Kirche noch wirkliche Existenzberechtigung hätte. Was Pfalzgrafs Ordination betraf, so konnte sie aus den genannten Gründen in keiner der Kirchen unsrer Stadt durchgeführt werden. Eine Möglichkeit ergab sich aber in dem etwa 15 Kilometer entfernten Dorf Aulowöhnen, denn dort amtierte ein junger Pfarrer Mattern, der ebenfalls der Bekennenden Kirche angehörte. Glücklicherweise hatte er gerade Fronturlaub, und als er gefragt wurde, ob die Ordination bei ihm stattfinden könne, gab er ohne Zögern seine Zustimmung. (Wie viele andere junge Pfarrer ist er später in Rußland gefallen.) Eines herrlichen Sommertages machten sich also Männer und Frauen unsrer Gemeinde, die kurzfristig orientiert worden waren, frühmorgens auf den Weg nach Aulowöhnen, zu Fuß und mit Fahrrädern. Der Bauer Bernotat hatte zwei Pferde vor seinen Wagen gespannt und holte damit Frau Pfalzgraf ab, damit sie auch an der Feier teilnehmen konnte. Am Ziel angelangt, wurde ich mit sechs von unsren Männern ins Pfarrhaus geleitet, wo Pfalzgraf schon mit Superintendent Federmann, Pfarrer Quitschau und dem Ortspfarrer auf uns wartete. Die beiden erstgenannten waren aus Königsberg gekommen, um im Auftrag des Bruderrates die Ordination vorzunehmen. Mit kurzen Worten einigte man sich über den Ablauf der Feier, und dann nahmen wir unsere Plätze in der schönen alten Dorfkirche ein, in der sich inzwischen die Ortsgemeinde mit den Gästen aus Insterburg eingefunden hatte. Der Gottesdienst wurde durch die Ordination eingeleitet, eine Handlung, die mich durch ihre unpathetische Sachlichkeit so beeindruckte, daß ich gar nicht dazu kam, mir Gedanken darüber zu machen, was sich wohl die zahlreich versammelte Ortsgemeinde denken mochte, als sie so unvorbereitet Zeuge dieses ungewöhnlichen Vorgangs wurde. Außerdem war ich noch zu sehr mit dem Bibeltext beschäftigt, den ich bei dieser Gelegenheit vorzulesen hatte, einer sehr schwierigen Stelle aus dem Epheserbrief, Kapitel 4 Vers 11–14, wo von den verschiedenen Verkündigungs- und Lehrämtern der Urgemeinde die Rede ist. Ich hatte mich zwar bereits 8 Tage lang intensiv damit beschäftigt. Da es sich aber um einen einzigen, schier endlosen Satz handelt – ich glaube, es ist der längste, den die Luther-Bibel aufzuweisen hat –, war mir doch etwas bänglich zumute. Denn ich wußte nicht, ob es mir glücken würde, ihn einigermaßen sinnentsprechend vorzutragen. Später konnte ich ihn, wie auch heute noch, auswendig und im Schlaf hersagen, und ich will ihn deswegen hier auch zitieren:

„Und er (Christus) hat etliche zu Aposteln gesetzt, etliche aber zu Propheten, etliche zu Evangelisten, etliche zu Hirten und Lehrern, daß die Heiden zugerichtet werden zum Werk des Dienstes, dadurch der Leib Christi erbaut werde, bis daß wir alle hinankommen zu einerlei Glauben und Erkenntnis des Sohnes Gottes und ein vollkommener Mann werden, der da sei im Maße des vollkommenen Alters Christi, auf daß wir nicht mehr Kinder seien und uns bewegen und wiegen lassen von allerlei Wind der Lehre durch Schalkheit der Menschen und Täuscherei, womit sie uns erschleichen, uns zu verführen.“

Dieses Monstrum von einem Satz also war mir zugedacht worden für das erste Mal in meinem Leben, bei dem ich in einer Kirche das Wort ergreifen sollte. Es tröstete mich allerdings das Bewußtsein, daß ich als siebenter und letzter aus unsrem Kreis an die Reihe kam und daß meine Vorredner ebensowenig Übung hatten wie ich. Im Anschluß an die Ordination hielt Pfalzgraf die Predigt. Es war an diesem Sonntag gerade ein Text an der Reihe, der für eine solche Gelegenheit geradezu ausgesucht schien, nämlich die Schlußverse des 9. Kapitels des Matthäus-Evangeliums. Dort heißt es: „Jesus sprach zu seinen Jüngern: Die Ernte ist groß, aber wenige sind der Arbeiter. Darum bittet den Herrn der Ernte, daß er Arbeiter in seine Ernte sende.“ Man merkte es Pfalzgraf an, welche Freude es ihm machte, gerade über diesen Bibeltext zu predigen, der ihm wie kein anderer die Legitimation für sein neues Amt gewährleistete. Nach dem Gottesdienst blieben wir noch einen Augenblick im Pfarrhaus beisammen, froh über das Erlebte und ganz gewiß, daß uns neue Komplikationen daraus erwachsen würden.

Die erste dieser Art war, daß der Gemeindekirchenrat auf den Plan trat und dem Männerkreis weitere Zusammenkünfte in den kirchlichen Räumen unsrer Stadt untersagte. Gleichzeitig wurde Pfalzgraf verboten, den Konfirmandenunterricht in Sprindt fortzusetzen. Diese letztere Maßnahme erwies sich allerdings als gegenstandslos, denn Pfalzgraf hatte sich den Auftrag, Konfirmandenstunden zu geben, wohlweislich nicht vom Gemeindekirchenrat, sondern von den Eltern der Kinder erteilen lassen. Der Gemeindekirchenrat wurde nämlich von der Bekennenden Kirche nicht anerkannt, weil er nach einseitig konsistorialen Gesichtspunkten gewählt worden war. Man sah sich deshalb genötigt, einen Umweg zu machen, um den gewünschten Zweck zu erreichen. Man drohte den Kindern, sie könnten später nicht kirchlich getraut werden, wenn sie sich weiterhin von Pfalzgraf unterrichten und womöglich konfirmieren ließen. Daraufhin blieben immerhin noch 15 Kinder bei dem alten Entschluß. Sie ließen sich weiter von Pfalzgraf unterrichten und sind später, da Pfalzgraf verhindert war, von Pfarrer Erich Kramp konfirmiert worden.

Natürlich wurde auch Superintendent Federmann wegen der Ordination vom Konsistorium gemaßregelt. Ich füge hier Auszüge aus einem Brief ein, den er daraufhin am 10. September 1942 an das Konsistorium in Königsberg schrieb:

Wenn ich meinem Bedürfnis nach Ruhe nachgeben dürfte, würde ich zu der Verfügung des Konsistoriums vom 20. 8. schweigen. Denn die in ihr ausgesprochene ‚schärfste Mißbilligung' könnte ich ruhig ertragen, nachdem ich seit 1933 ungleich Schwereres, wie Verdächtigung als Staatsfeind, Amtsenthebung, unerhörte Angriffe bis hin zur völlig ungerechtfertigten Gefängnishaft mit all den üblen Folgen für meine Gesundheit, habe auf mich nehmen müssen. Wenn ich aber mein Gewissen frage, dann ist es mir unmöglich, einzelne in dem Schreiben vom 20. 8. ausgesprochene Behauptungen und besonders die versteckte Andeutung, als begünstige ich ‚sektiererische Bestrebungen‘, einfach hinzunehmen. Ich darf im folgenden einzelne Punkte herausheben, zu denen ich mich äußern muß:

1) Es ist mir wirklich nicht unbekannt, welche ernsten Bemühungen die kirchlichen Behörden seit Jahren darauf verwenden, geistliche Hilfskräfte heranzuziehen bzw. ausbilden zu lassen, um dem erschreckenden Pfarrermangel ein wenig abzuhelfen. Aber das ist die große Tragik der amtlichen Kirche, daß all diese Bemühungen, wie die Erfahrung lehrt, fast ganz zur Wirkungslosigkeit verurteilt sind, weil sich die Fragen des geistlichen Lebens nicht sozusagen vom grünen Tisch lösen lassen. Wenn es nicht gelingt, neue Lebensregungen in den Gemeinden aufzufangen und für die Kirche nutzbar zu machen, so daß die Gemeinden selbst das brennende Haus ihrer Kirche retten helfen, dann dürften alle Bemühungen, von oben her Kirche zu bauen, zu ordnen oder zu befrieden, vergeblich sein. Der wertvolle Grundsatz, daß sich die Kirche aus der Gemeinde aufbaut, ist eben leider aufgegeben und damit das Verantwortungsbewußtsein der Gemeinden fast völlig eingeschläfert worden. Dies erste Anliegen der Bekennenden Kirche wird einfach beiseite geschoben und statt dessen der Versuch gemacht, nach dem Prinzip der ‚Ordnung und des Friedens‘, d. h. des bedingungslosen Gehorsams und der absoluten Subordination für alle, die eine tiefere Einsicht gewonnen haben, die Wunden der Kirche zu heilen.

Daß das zu nichts führt, dürfte schon heute klar erwiesen sein.

2) Was nun Insterburg betrifft, so hat sich dort unter harten Kämpfen seit 1933 ein zu guten Hoffnungen berechtigender Anfang eines geistlichen Lebens herausgestellt. Es ist zwar ‚des Rühmens nichts nütze'. Aber daß es dort zu einem verantwortungsbewußten geistlich-kirchlichen Leben gekommen ist, verdankt die Kirche – nächst Gott allein – mir. Wäre ich damals nicht ernstlich auf dem Posten gewesen und hätte ich nicht meinen Kopf hingehalten, so wäre das kirchliche Leben, soweit es wenigstens die Lutherkirche betrifft, genauso verödet, wie es in den anderen Kirchen bei den ‚Deutschen Christen' fast überall mit Händen zu greifen ist. Und was dort heute noch an geistlich-kirchlichem Leben vorhanden ist, was sich heute unter der Kanzel meines Nachfolgers noch zusammenfindet, das ist – man soll es nicht vergessen – der Ertrag meiner jahrelangen Bemühungen. „Ich rede töricht, das weiß ich wohl." Vor Gott dürfte ich das gewiß nicht tun. Aber vergeßlichen Menschen will ich es ins Gedächtnis rufen. Eine damals hervorragend arbeitende, von mir und meiner Frau neu ins Leben gerufene Frauenhilfe war und ist noch heute die Hauptträgerin des kirchlichen Lebens, nicht etwa der Gemeindekirchenrat, wenn er auch noch so brav die Verwaltungsgeschäfte besorgt. Ihr fast allein fällt der Verdienst zu, daß die Gemeinde in einer eineinhalbjährigen Vakanz lebendig geblieben ist und meine Ermahnungen zu treuem Ausharren nicht in den Wind geschlagen hat. Und von den Treuesten der Treuen weiß man nun nichts weiter zu sagen als das Zynische: „Die werden sich schon wieder beruhigen." Als wenn es darauf ankäme!

Der Gemeindekirchenrat hat jahrelang alles getan, um die seit 1935 als ‚Bekennende Kirche' auftretende Bewegung in Insterburg zu hemmen und niederzuhalten. Aber Gott hat trotz aller Widerstände des Gemeindekirchenrates, der Pfarrer, der Partei diese lebendige Gemeinde bisher wenigstens nicht zerschlagen lassen. Dieser im Kampf geborenen Gemeinde weiß man nun heute nichts anderes abzuverlangen als ‚Ordnung', ‚Friede', ‚Beruhigung' und wagt es, im Hinblick auf meine Bemühungen von einem ‚Bedürfnis nach Sensation' zu sprechen.

3) Die jüngsten Vorgänge in Insterburg sind lediglich die natürliche Konsequenz einer jahrelangen Entwicklung, die ja bekanntlich durch den Einbruch der ‚Deutschen Christen' 1933 ausgelöst wurde. Auch in Insterburg ist die Erregung ganz und gar nicht durch die ‚Bekennende Kirche' in die Gemeinde hineingetragen worden – die gab es damals noch gar nicht –, sondern allein von seiten der ‚Deutschen Christen'. Ich habe mich mit dem kleinen Häuflein meiner Getreuen in der riesig großen Gemeindevertretung und im Gemeindekirchenrat mühsam verteidigen müssen und fand bei dem damaligen Konsistorium keinerlei Unterstützung, vielmehr nur Nackenschläge. Dagegen wird der Spieß heute völlig umgekehrt, als sei die Bekennende Kirche an der entstandenen Unordnung schuld. Das ist offenbar auch die Auffassung des heutigen Konsistoriums. – Auf jene Schuld der ‚Deutschen Christen' und ihrer Helfershelfer hatte ich in meiner Äußerung vom 3. 8. ernstlich den Finger gelegt. Das Konsistorium ist darauf jedoch nicht mit einer Silbe eingegangen. Was mir wesentlich ist, wird einfach bagatellisiert. Auch darauf ist man nicht einge-

gangen, daß nach Insterburg wiederholt ganz ungeeignete Männer gebracht worden sind. Dadurch hauptsächlich, wenn nicht allein, ist die in Sprindt entstandene kirchliche Not und die Verödung der schönen neuen Kirche zurückzuführen.

Als diese Notlage ihren Höhepunkt erreicht hatte, da erst hat der Ostpreußische Bruderrat um der Rettung des geistlichen Lebens willen eingegriffen und Dr. Pfalzgraf durch mich ordinieren lassen.

4) In dem Schreiben des Konsistoriums spielen die allergrößte Rolle die termini ‚legal', ‚illegal', ‚kirchliches Recht', ‚kirchliche Ordnung'. Die Auflösung der kirchlichen Ordnung, die Beseitigung des kirchlichen Rechtes ist bekanntlich 1933 und 34 in der Ära Müller – Jäger – Keßel erfolgt, und heute kann doch wohl nur von dem bescheidenen Versuch eines Neuaufbaus von Ordnung und Recht in der Kirche gesprochen werden. In solchen Zeiten der Unsicherheit kirchlicher Rechts- und Ordnungsgrundlagen ist es nicht zu verwundern, wenn mannhafte Glieder der Kirche mit dem, was zur Zeit von Ordnung und Recht aufgerichtet sein soll, in Konflikt geraten, zumal wenn die Aufbaustellen selber auf einem Grunde stehen, dessen Legalität durchaus zweifelhaft ist. Denn erst mußten ja die Rechtsgrundlagen der kirchlichen Verfassungen in wichtigsten Teilen außer Kraft gesetzt werden, um die Aufbaustellen der kirchlichen Behörden überhaupt erst zu ermöglichen. Daß dabei die lebensvolle Fühlung mit der vor allem in den Gemeinden sich darstellenden Kirche weithin verlorengegangen ist, nimmt nicht wunder und tritt in Insterburg deutlich zutage. Wer hier nur von der Hoffnung lebt, daß die Menschen sich wieder beruhigen werden, wer hier meint,

mit der Forderung der willenlosen Unterordnung oder der Aufrichtung eines angeblich verletzten Rechtes den heillosen Schaden heilen zu können, hat selbst noch nichts von der geistlichen Not erlebt, die den treuesten Gemeindegliedern im Herzen brennt. Da ist mit Vokabeln wie ‚legal' oder ‚illegal' absolut nichts mehr anzufangen. Deshalb hätte auch der vom Konsistorium empfohlene ‚ordnungsmäßige' Weg, Dr. Pfalzgraf hätte den Gemeindekirchenrat befragen und von ihm sich autorisieren lassen sollen, bei dieser Haltung des letzteren zu keinem brauchbaren Ergebnis geführt. Man hat es eben nicht fertiggebracht, einen so fähigen Kopf wie Dr. Pfalzgraf für den geistlichen Dienst in der Gemeinde festzuhalten, was natürlich auch *nach* seiner Ordination und Einführung bei gutem Willen noch möglich war. Statt dessen wurde aus einer Art verletzten Rechts- und Ordnungsgefühls heraus jener Beschluß gefaßt, den ich viel eher, als mein Verfahren, für ‚unweise' halten muß. Jedenfalls ist er, auch rein psychologisch gesehen, durchaus verfehlt. Denn dieser Beschluß hat die Sache ganz wesentlich verschlimmert und macht ein Einlenken auf beiden Seiten unmöglich. Gerade jetzt entsteht erst recht die Gefahr, die bis dahin überhaupt nicht in Sicht gekommen war, daß der Verfemte für seine Wirksamkeit sich Stätten außerhalb der dem Gemeindekirchenrat zur Verfügung stehenden suchen muß. Die Hoffnung, ‚daß er darauf verzichten wird, als sektiererischer Prediger in Insterburg aufzutreten', wird, hoffe ich zu Gott, das Konsistorium sowie den Gemeindekirchenrat nicht zu Schanden werden lassen. Es fragt sich freilich, ob ihm nicht trotzdem fälschlicherweise bald der Vorwurf sektiererischen Treibens gemacht werden wird, wenn er sich durch den Gemeindekirchenrat gezwungen sieht, seine Wirksamkeit in Privathäuser oder Gemeinschaftssäle zu verlegen.

Abschließend möchte ich bitten, es mir als altem Superintendenten zugute zu halten, wenn ich mich mit einigem Freimut geäußert habe. Diese Sprache mag ‚oben' als ungewöhnlich, vielleicht sogar als ungeziemend gelten. Ich habe aber nicht die Gabe, mich in diplomatischer oder Kanzleisprache so deutlich auszudrücken, daß ich richtig verstanden werde. Auch darf ich bitten, den großen Ernst, mit dem ich diese Seiten geschrieben habe, beim Lesen derselben wirksam werden zu lassen. Es geht mir wirklich nicht um Streitsucht oder Rechthaberei, sondern es geht mir, wie dem Konsistorium, allein um unsere Kirche und im besonderen um meine unvergeßliche Gemeinde Insterburg.

gez. Federmann

Unser Männerkreis fand also auf dem Weg zur nächsten Zusammenkunft die Tür des Gemeindehauses verschlossen und sah sich genötigt, einen vorher ausgesuchten nichtkirchlichen Raum zu benutzen. Da man aber auf diese Weise natürlich die Aufmerksamkeit der staatlichen Stellen unnötig auf sich zog, fragten wir bei den anderen, teils außerkirchlichen Gemeinden an, ob sie uns ihre Räume von Fall zu Fall zur Verfügung stellen würden; und sie sagten alle bereitwillig zu. So haben wir uns denn in der Folgezeit abwechselnd bei den Baptisten, beim ostpreußischen Gebetsverein oder bei der kleinen altkatholischen Gemeinde versammelt und waren diesen Menschen sehr dankbar dafür, denn es bedeutete für sie ein Wagnis, das man ihnen angesichts des gespannten Verhältnisses zwischen Staat und Bekennender Kirche nicht hoch genug anrechnen konnte.

Für uns waren es damals bewegte Wochen und Monate und kaum ein Tag verging, an dem nicht ein paar von uns zusammenkommen mußten, um weitere Entscheidungen zu treffen. Außerdem konnten wir ziemlich sicher sein, daß die Gestapo sich für uns zu interessieren begann. Kritisch wurde es im Oktober auf Grund eines besonderen Umstandes: Am Gymnasium und an der Oberschule wurde der gesamte Religionsunterricht abgeschafft mit der Begründung, die Lehrer seien überlastet. Pfalzgraf, von dem, wie gesagt, fünf Söhne das Gymnasium besuchten, reagierte damit, daß er ein Schreiben an die Eltern sämtlicher Schüler aufsetzte und sie einlud, ihre Kinder zu einem von der Bekennenden Gemeinde einzurichtenden Unterricht mit der Bezeichnung ‚Christenlehre' anzumelden. Unter das Einladungsschreiben setzten auch einige aus unsrem Kreis ihre Unterschrift.

Viele Eltern schickten auf dieses Schreiben hin eine Zusage. Gleichzeitig aber begab sich der Direktor des Gymnasiums nach Königsberg, um sich von seiner vorgesetzten Behörde Rat zu holen, wie er sich in dieser überraschenden Situation verhalten solle. Nach seiner Rückkehr forderte er Pfalzgraf auf, das Einladungsschreiben an die Eltern zu widerrufen. Dieser fragte zurück, ob ihm der diesbezügliche Beschluß der Schulbehörde vorgelegt werden könne. Daraufhin betonte der Direktor, die mündliche Aufforderung der Behörde habe genau die gleiche Gültigkeit wie eine schriftliche. Pfalzgraf erbat sich Bedenkzeit und erklärte dann, nach einer

Beratung mit dem vom Männerkreis gebildeten Bruderrat, daß er nicht bereit sei, das Schreiben zu widerrufen.

Nun wurde ihm in aller Form vom Direktor mitgeteilt, daß er in diesem Fall mit der sofortigen Einleitung eines Disziplinarverfahrens zu rechnen habe. Am folgenden Tag wurde ihm außerdem noch ein Erlaß des Ministers vorgelegt, durch den allen im Dienst des Staates stehenden Lehrpersonen verboten wurde, sich an dem kirchlichen Ersatzunterricht zu beteiligen. Am 25. 11. legte Pfalzgraf in einem Schreiben an den Minister sowie an den Oberpräsidenten in Königsberg, Abteilung für höheres Schulwesen, ausführlich dar, warum es ihm, von der Heiligen Schrift her gesehen, unmöglich sei, in diesem Fall einer Weisung seiner vorgesetzten Behörde Folge zu leisten. Bald darauf wurde er zu einer mündlichen Vernehmung nach Königsberg vorgeladen. Diese fand am 21. Dezember statt. Es wurde ihm dabei nahegelegt, wegen Verletzung seines Diensteides von sich aus seine Dienstentlassung zu beantragen. Darauf antwortete er, er habe sich einer solchen Verletzung seines Wissens niemals schuldig gemacht, denn von führenden Männern des Staates und der Partei sei wiederholt betont worden, daß im Dritten Reich die Glaubensfreiheit unbedingte Geltung habe. Als ein wohlmeinender Schulrat ihn auf das 13. Kapitel des Römerbriefes hinwies, in dem es heißt, man müsse sich der machthabenden Obrigkeit fügen, antwortete er ihm mit dem ebenso bekannten Wort des Petrus aus der Apostelgeschichte, man müsse Gott mehr gehorchen als den Menschen. Nach stundenlangem Hin und Her entließ man ihn kopfschüttelnd mit der Ankündigung weiterer Konsequenzen.

Pfalzgrafs Verhalten war natürlich sehr herausfordernd und mancher wird heute – genau wie es damals geschah – fragen, ob denn eine solche Radikalität wirklich notwendig gewesen sei. Sicher kann man darüber geteilter Meinung sein. Ebenso sicher aber ist auch, daß ein Mensch, der sich vor Gott verantwortlich wußte, in jener Zeit nur dadurch wirklich zu Worte kommen konnte, daß er mit seiner ganzen Existenz in die Bresche sprang.

Am Abend des folgenden Tages, also zwei Tage vor Weihnachten, hielt er uns im Versammlungsraum des Gebetsvereins eine uns allen unvergeßlich gebliebene Adventsandacht, noch ganz unter dem Eindruck der Vernehmung stehend. Im Mittelpunkt seiner Ansprache stand das Wort des 4. Adventssonntags aus dem Philipperbrief: „Freuet euch in dem Herrn allewege und abermals sage ich: freuet euch! Eure Lindigkeit lasset kundsein allen Menschen. Der Herr ist nahe. Sorget nicht, sondern laßt eure Bitten im Gebet und Flehen mit Danksagung vor Gott kundwerden.“ Noch nie hatte ich eine so von innen kommende, geradezu ansteckende Freude über das Kommen Gottes in die Welt erlebt. Es waren diesmal nicht nur die Männer zusammengekommen, sondern nach langer Zeit zum erstenmal wieder die Frauen, die der Bekennenden Gemeinde angehörten. In dem kleinen, bis auf den letzten Stehplatz besetzten Raum fühlten wir uns zurückversetzt in Zeiten, in denen die Christen in den Katakomben zusammenkamen.

Der letzte Tag des Jahres 1942 brachte Pfalzgraf eine Vorladung zur Geheimen Staatspolizei nach Tilsit. Sie war zu erwarten gewesen, denn wenn die Behörden mit einem widerspenstigen Menschen nicht fertig wurden, pflegten sie der Gestapo einen mehr oder weniger deutlichen Wink zu geben. Die Vernehmung war auf den 5. Januar festgesetzt worden. An diesem Tage besuchte mich Pfalzgraf noch kurz vor seiner Abfahrt am frühen Morgen im Krankenhaus, und ich erinnere mich, wie er seiner Freude darüber Ausdruck gab, daß man sich in solchen Fällen nicht vorher zu überlegen brauche, was sie einen wohl fragen würden und was man antworten solle, denn Christus habe ja gesagt: „Wenn ihr meinetwegen zur Rechenschaft gezogen werdet, dann sollt ihr euch keine Sorge machen, wie oder was ihr reden sollt. Der Heilige Geist wird euch im entsprechenden Augenblick schon die richtige Antwort in den Mund legen."

Am Abend des gleichen Tages erschien er wieder im Männerkreis, führte uns in den Philipperbrief ein und berichtete dann von der Vernehmung. Sie hatte mehrere Stunden gedauert. Weitaus die meiste Zeit war aber damit herumgegangen, daß die vernehmenden Beamten sich immer wieder zurückziehen mußten, um neue Fragen zu überlegen, wenn die ersten beantwortet waren. In diesen Pausen hatte Pfalzgraf die Gelegenheit wahrgenommen, sich mit der Sekretärin zu unterhalten, und sie hatte ihm zu verstehen gegeben, daß ihre Tätigkeit ein sehr trostloses Geschäft sei. Schließlich hatte man ihn, mit einigen Drohungen versehen, wieder entlassen, ohne daß man ihn zu einem Rückzieher hatte bewegen können. Inzwischen hatte die Schulbehörde ihm die Weiterführung des Unterrichts am Gymnasium verboten und das Disziplinarverfahren angekündigt.

Es waren damals die Tage und Wochen, in denen über unsere Soldaten im Osten die erste große Katastrophe hereinbrach, und wir alle waren mit unseren Gedanken und Gebeten bei Freunden und Familienangehörigen, die in den Trümmern von Stalingrad bei eisiger Kälte ihrer Vernichtung entgegensahen. Am 2. Februar, als keine Nachrichten mehr von dort kamen, fand sich die Bekennende Gemeinde zu einem Bittgottesdienst zusammen, an dem auch viele andere durch Stalingrad betroffene Menschen teilnahmen. Pfalzgraf hielt die Predigt und hatte dazu wieder einen Abschnitt aus dem Philipperbrief gewählt, wie unsere laufende Bibelarbeit es vorsah. In dieser Zeit begann die Gemeinde merklich zu wachsen.

Am Abend des 23. Februar wurde Pfalzgraf von der Gestapo verhaftet. Die Häscher waren zunächst in seinem Hause in Sprindt gewesen, hatten ihn aber nicht angetroffen, weil er sich im Hause Duschmann zu einer Besprechung aufhielt. Als sie fortgegangen waren, hatte seine Frau ihm aber schnell noch einen Brief schreiben und durch einen seiner Söhne zukommen lassen können, ehe man ihn festnahm. Er endete mit den Worten: „Fürchte dich nicht, glaube nur." Pfalzgraf wurde zunächst in Insterburg interniert. Da aber zu viele Menschen kamen, um sich nach ihm zu erkundigen, brachte man ihn drei Tage später nach Tilsit. Dort blieb er zunächst für uns unerreichbar, weil alle Besucher, die – nach einem bestimmten Plan – auch dorthin fuhren, von der Gestapo abgewiesen wurden. Nur solche wurden hineingelassen, von denen man annahm, daß sie versuchen würden, ihn zum Widerruf zu bewegen. Brot und Wäsche durfte alle acht Tage für ihn abgegeben werden, und manchmal wurden in das Brot kleine Papierkugeln mit Mitteilungen für ihn eingebacken. Einmal fand seine Frau in der zurückgegebenen gebrauchten Wäsche einen Zettel von ihm, auf dem die Worte standen: „Matth.

20,5 – Vive chasseur!“ Wir rätselten daran herum. Der Matthäus-Vers heißt: „Und sie gingen hin. Abermals ging er aus um die sechste und neunte Stunde und tat gleich also.“ Und ‚Vive chasseur‘ war eine Melodie, mit der sich Pfalzgrafs in früheren Zeiten, als sie noch verlobt waren, gegenseitig ans Fenster zu pfeifen pflegten. Also offenbar sollte einer unter den Fenstern der Haftanstalt zu einer bestimmten Zeit diese Melodie pfeifen. Das geschah auch, und so konnte er einem seiner Söhne, der dazu nach Tilsit gefahren war, wenigstens von seiner Zelle aus zuwinken. Mit der Matthäus-Stelle war gemeint, daß der Wachposten um diese Zeiten nicht im Hause sein würde. So weit reichte unsere Phantasie aber nicht, und ich habe diese Sache nur deshalb nicht vergessen, weil ich damals tagelang daran herumgeraten habe.

Wenn ich an diese Epoche zurückdenke, wundert es mich immer, daß vom Tage der Ordination an bis zur Verhaftung noch mehr als ein halbes Jahr hat hingehen können – eine Zeit, in der viel an uns geschehen ist. Wir waren innerlich sicherer geworden. Und wenn das auch noch nicht in Erscheinung getreten war solange wir unter einer einheitlichen Führung standen, so zeigte es sich jetzt, wo es hieß, den einmal begonnenen Weg konsequent weiterzugehen. Pfalzgraf hatte sich mir gegenüber manchmal dahingehend geäußert, daß die Männer doch allmählich etwas selbständiger werden müßten, und es mache ihm der Gedanke zu schaffen, daß er selber durch seine Gegenwart diese Selbständigkeit vielleicht verhindere. Nun, wo diese Voraussetzung sich geändert hatte, bildete sich sofort ein Rat von sechs Männern, und es wurde eine Reihe von Beschlüssen gefaßt, die den Fortgang der Arbeit garantieren sollten.

Mit dem Hinweis darauf, daß mit Pfalzgrafs Verhaftung der Grund für die Vorenthaltung der kirchlichen Räume nun hinfällig geworden sei, gelang es uns sogar, die Schlüssel für das Gemeindehaus wiederzubekommen. Obgleich wir von seiner Zwecklosigkeit überzeugt waren, setzten wir auch ein Schreiben an die Zentralstelle der Geheimen Staatspolizei in Berlin auf, in dem wir Pfalzgrafs Freilassung forderten.

Die nächstfolgende Bibelstunde, an der von nun an auch die Frauen teilnahmen, brachte uns wieder etwas Besonderes. Unter Pfalzgrafs Anleitung waren wir mit dem Philipperbrief noch bis zum 26. Vers gekommen, und nun war der letzte Abschnitt des 1. Kapitels an der Reihe. Diesen Brief hat der Apostel Paulus ja bekanntlich aus dem Gefängnis geschrieben, und der genannte Abschnitt beginnt mit den Worten: „Wandelt nur würdig dem Evangelium Christi, auf daß ihr, ganz gleich ob ich komme und euch sehe, oder ob ich in Abwesenheit von euch höre, in einem Geist und in einer Seele mit mir verbunden seid und kämpft für den Glauben des Evangeliums. Und laßt euch in keiner Weise von den Widersachern erschrecken." – Ich weiß nicht, ob es für uns heutige saturierte Westdeutsche noch begreiflich ist, wieviel Trost und Ansporn ein solches Wort damals zu vermitteln vermochte. Pfarrer Erich Moll, der sich darauf vorbereitet hatte, legte es uns in einer Weise aus, die keinen Zweifel darüber aufkommen ließ, daß dieses Wort in einer so kritischen Stunde an keinen anderen als an uns gerichtet sei und daß es sich nun zeigen müsse, ob wir etwas gelernt hätten oder nicht. Und wir begannen, uns darüber klarzuwerden, daß wir nun mitten hineingezogen wurden in das Geschehen, welches als Heilsgeschichte bezeichnet wird, und daß jeder von uns seine besondere Rolle darin zu spielen haben würde.

Wie nicht anders zu erwarten, festigten sich in dieser Zeit die persönlichen Beziehungen zwischen den einzelnen Gemeindegliedern ganz außerordentlich. War bis dahin das Haus des Kaufmanns Duschmann, genannt die Hütte der Gerechten, das Zentrum für Gespräche und Beratungen persönlicher oder die Gemeinde betreffender Art gewesen, so taten sich nunmehr lauter neue Türen auf, und die Last konnte auf viele verteilt werden. Dadurch wurde es auch für die Gestapo sehr viel schwieriger, einen Überblick über den Fortgang der Ereignisse zu behalten. Frau Pfalzgraf erhielt eine ständige Hilfe für Haus und Garten zur Verfügung gestellt, und es wurde dafür gesorgt, daß sie mit ihrem Rat in alle Überlegungen und Entschlüsse hinsichtlich des weiteren Weges der Gemeinde mit einbezogen wurde. Oft besuchte ich sie frühmorgens vor Beginn meines Dienstes, um zu hören, ob es Neues aus Tilsit gab. Wenn man sich sehr beeilte, schaffte man den Weg nach Sprindt mit dem Fahrrad in zehn Minuten. Und da das Wesentliche in Kürze gesagt war, konnte ich in weniger als einer halben Stunde wieder zurück sein, ohne daß meine Abwesenheit im Krankenhaus aufgefallen wäre. Trotz oder vielleicht gerade wegen der Knappheit unsrer Gespräche ist mir Frau Pfalzgrafs Persönlichkeit aus jenen Tagen besonders eindrücklich in Erinnerung geblieben. Auch sie war von Natur herb, hatte ihre eigene Meinung von den Dingen, war kritisch und durchaus nicht mit allem einverstanden was ihr Mann dachte und tat. Ihre immer mehr zunehmende Bewegungsunfähigkeit hatte sie dazu gezwungen, zu überlegen und abzuwägen, wo ein Gesunder eingegriffen hätte, und so stieß jede allzu impulsive Regung bei ihr auf heilsamen Widerstand. Sie konnte sich mit einer Sache nicht abfinden oder zufriedengeben, so lange sie nicht davon überzeugt war, daß sie ‚recht' sei. Deshalb hatte jede Unterhaltung mit ihr etwas ungemein Erziehliches. Sie ließ einem nichts durch, und erst wenn man bemerkte, daß ihr Gesicht mit den unbestechlichen hellblauen Augen sich zu entspannen begann, konnte man hoffen, ihr Einverständnis gewonnen zu haben. Daran aber war jedem, der sie kannte und verehrte, viel gelegen. Denn man kam sich wie ein Schuft vor, wenn man sie in Unruhe oder Sorge zurückließ. Im letzten war sie sich mit ihrem Mann einig, und ich habe sie in der Zeit, als er in Haft war, nicht einmal wirklich verzagt gesehen. Wohl konnte es ihr inmitten der ungebärdigen und zum Teil sehr widerspenstigen Jugend, die sie umgab, manchmal zuviel werden, so daß sie in Tränen ausbrach. Aber das war nur eine körperliche Reaktion, an der die Augen ganz unbeteiligt schienen. Denn die sahen einen dabei genauso klar und zuversichtlich an wie immer.

Das wichtigste in jenen Wochen war, daß die Bibel für uns alle wirklich entscheidende Bedeutung gewann. Nicht nur die Losungen der Brüdergemeinde wurden täglich mit besonderer Erwartung gelesen, sondern auch die darin für jeden Morgen und jeden Abend vorgeschlagenen Texte aus dem Alten wie aus dem Neuen Testament wurden studiert, um daraus richtunggebende Hinweise und Anregungen für den Tag zu beziehen. Wenn wir dabei besondere Entdeckungen gemacht hatten oder mit einer Stelle allein nicht zu Rande kamen, dann wurden Telephongespräche darüber geführt. Und es bedeutete jedesmal einen besonderen Reiz, dabei sehr ins einzelne zu gehen, wenn wir an dem typischen Knacks in der Telephonleitung bemerkt hatten, daß die Gestapo sich in das Gespräch eingeschaltet hatte. Letztere hat damals eine ganze Menge zeitnaher Bibelauslegung auf telephonischem Wege mitbekommen.

Um die Osterzeit wurde Pfarrer Kramp mit seinem Truppenteil aus Insterburg wegversetzt, ein Ereignis, das schon lange bevorstand. Er konnte uns aber mitteilen, wir brauchten uns deswegen keine Sorge zu machen, denn es käme in den nächsten Tagen ein ihm bekannter Pfarrer aus Westdeutschland zu einem Insterburger Truppenteil, und der würde wahrscheinlich ein guter Ersatz für ihn sein. Und in der Tat: Kaum waren ein paar Tage nach seiner Ankunft vergangen, da hielt dieser Neuankömmling uns schon die erste Bibelstunde, ganz in dem uns nun bereits gewohnten Stil. Bald darauf traf es sich, daß einer der ortsansässigen Pfarrer erkrankte und nach einer Vertretung suchte. Es handelte sich um den Gottesdienst in der großen Kirche der Reformierten Gemeinde. Dem neuangekommenen Pfarrer ließ sein Dienst beim Wehrmeldeamt Zeit genug, um die Vertretung zu übernehmen; und da der Erkrankte sich nicht wieder soweit erholte, daß er hätte Dienst tun können, wurde der Neue gewissermaßen sein inoffizieller Nachfolger. Mehr als ein Jahr lang hat er fast jeden Gottesdienst in der Reformierten Kirche halten können. Und auch wir kamen auf diese Weise zu einer eigenen Kirche, die keiner örtlichen Kirchenbehörde unterstellt war. Das war natürlich ein unvermutetes, großes Geschenk und bedeutete eine wesentliche Entlastung gegenüber der Katakombenpraxis, die bis dahin geübt werden mußte. Schon bald eröffnete uns der neue Mann, den wir später Bruder Martin nannten, er hätte anfangs geglaubt, bei uns Gelegenheit zu finden, seine alten Predigten noch einmal zur Geltung zu bringen. Nun aber sähe er, daß die Situation, in der die Gemeinde sich befände, anderes von ihm fordere und daß er sich auf die neuen Gegebenheiten umstellen müsse. Wir sollten kommen und ihm bei der Predigtvorbereitung helfen. Das war nun wirklich ein großzügiger und herzbewegender Vorschlag, den er uns da machte. Von diesem Tage an kamen in jeder Woche einmal sechs bis acht Gemeindeglieder, Männer und Frauen, am Abend zusammen, um mit dem Pfarrer den Predigttext für den kommenden Sonntag durchzuarbeiten. Dabei benahmen wir uns natürlich zunächst recht zaghaft. Denn wie sollten wir als Laien einem studierten Mann wohl etwas Wesentliches zu einem theologischen Thema sagen können? Aber die brüderliche Art und Weise, wie auch dieser Verkünder des Wortes uns ernst nahm, gar nicht die sonst üblichen rhetorischen Fragen stellte, sondern ganz unschulmeisterlich mit uns über Dinge sprach, in denen er keinerlei Kompetenz beanspruchte, machte uns Mut, unsere Gedanken zu äußern und auf diese Weise zum sachlichen Unterbau der Predigt wirklich etwas beizutragen. Wenn wir dann am Sonntag in der Kirche saßen – nicht auf einem Haufen, sondern der eine hier, der andere dort in der Menge der Kirchenbesucher verteilt –, dann waren wir natürlich alle sehr gespannt, wie unsere Beiträge, nun in einen größeren Zusammenhang gestellt, auf uns zurückspiegeln würden. Auch die Liturgie, die sonst so mechanisch mitgeleiert wurde, erhielt auf diese Weise eine neue Bedeutung für uns, weil jeder sich für den Ablauf des ganzen Gottesdienstes mitverantwortlich wußte. Dies alles trug wesentlich dazu bei, daß die Kirche von Sonntag zu Sonntag voller wurde und Menschen den Weg dorthin fanden, die bis dahin abseits gestanden hatten. Etwas Neues für uns war auch, daß der Pfarrer darum bat, es möchten doch vor Beginn des Gottesdienstes zwei oder drei Männer zu ihm in die Sakristei kommen, um mit ihm zu beten. Diese Aufgabe bereitete den jeweils Beteiligten einiges Herzklopfen. Denn niemals ist der Mensch aus sich selbst heraus so hilflos, wie wenn er sich vor Gott gestellt sieht und nun mit seinen eigenen Worten zum Ausdruck bringen soll, was ihn bewegt. Da kamen wir uns denn jedesmal wie Kinder vor, die nicht wissen, wie man sich benehmen soll; und das Wagnis, sich in diese entblößende Situation zu begeben, erschien uns fast größer als manche Herausforderung, die wir uns menschlichen Obrigkeiten gegenüber leisteten. Mit denen konnte man reden, besser vielleicht als früher, denn sie waren Menschen wie wir, und wenn man sie als solche ansprach, dann konnte es geschehen, daß die Aura der Macht von ihnen abglitt und mit dem, was übrigblieb, eine menschliche Begegnung möglich wurde. Vor Gott aber ist das anders. Da bleibt man immer wie der erste Mensch, der sich verstecken will, und man spürt es deutlich, daß jedes Wort, welches man sich überlegen und jede Routine, die man gewinnen kann, oft nichts anderes ist als eine Ausrede vor denen, mit denen man sich in der gleichen Situation befindet. Dennoch ist diese Konfrontation mit der eigenen Hilflosigkeit der Schlüssel für eine wesentliche Erfahrung: sie befreit uns von mancher falschen Vorstellung über uns selbst und öffnet uns den Weg zum Verständnis dessen, was oder wer der Heilige Geist ist, von dem es im 8. Kapitel des Römerbriefes heißt: „Wenn wir nicht wissen, was oder wie wir beten sollen, dann tritt er neben uns und übersetzt unser unaussprechliches, ungereimtes Seufzen in die Worte, die das ausdrücken, was wir eigentlich meinen." Ich glaube, das hat er damals bei uns auch getan. Denn der Gottesdienst in der Reformierten Kirche führte die Menschen zusammen wie nie vorher. Wenn er beendet war, standen innerhalb und außerhalb der Kirche noch lange größere und kleinere Gruppen in lebhaftem Gespräch, und Menschen fanden den Weg zueinander, für die es normalerweise nichts Verbindendes gab. So war es ja auch mit der Zusammensetzung unseres internen Bruderrates. Da berieten ein ehemaliger Polizist, ein Gemeinschaftsprediger, ein Bauer, ein Angestellter der Stadt, zwei Kaufleute und ein Arzt miteinander über Fragen, die für die meisten von ihnen noch vor kurzer Zeit gänzlich außerhalb ihres Horizontes gelegen hatten, und fühlten sich einander zugehörig, wie das bei keiner noch so einheitlichen Menschengruppe stärker der Fall sein könnte. Dazu gehörten auch die Zugeständnisse, die man einander wortlos machte. Als typisches Beispiel dieser Art ist mir folgende Begebenheit in Erinnerung: Eines Abends hatte es wegen einer plötzlich aufgetretenen Schwierigkeit im Kreis eine erregte Debatte gegeben. Am folgenden Tage suchte mich der Bauer Bernotat im Krankenhaus auf, um noch einmal ein paar Worte über diese Angelegenheit mit mir zu wechseln. Er erzählte mir, er hätte am letzten Abend noch lange bei einem Glas Bier mit dem Prediger Kludt zusammengesessen und über diese Sache, die ihn sehr beunruhige, gesprochen. Ich fragte ihn so nebenbei, ob Kludt auch Bier getrunken hätte. Er stutzte, denn da erst fiel ihm ein, daß die Gemeinschaftsleute und erst recht ihre Prediger ja gar keinen Alkohol trinken durften. „Um Gotteswillen", stieß er hervor, „dann habe ich ihn wohl zu einer Sünde verleitet?" Ich aber war tief gerührt durch das Verhalten des alten weisen Mannes, der hier in echt paulinischer Freiheit gehandelt hatte, um zwischen ihm und dem anderen, der ihn brauchte, keine unnötige Schranke aufzurichten.

Das Wachsen der Gemeinde hatte natürlich zur Folge, daß es für diejenigen, die schon länger dabei waren, immer mehr zu tun gab. Abgesehen von allem, was mit der Organisation und Vorbereitung der Gottesdienste und abendlichen Veranstaltungen zusammenhing, waren es in der Hauptsache die vielen Besuche, nach denen verlangt wurde, und die Gespräche mit ratlosen und verzweifelnden Menschen, die eine gewisse Arbeitsteilung notwendig machten. Denn wir lebten ja in einer furchtbaren Zeit, in der die Menschen, insbesondere die Frauen, täglich von neuen Hiobsbotschaften betroffen wurden. Ihre Männer kehrten nicht wieder zurück, ihre Söhne und Brüder wurden als gefallen oder vermißt gemeldet, Verwandte im Westen fielen dem Bombenkrieg zum Opfer. An allen Fronten begannen unsere Truppen zurückzuweichen. Aber davon soll hier nicht die Rede sein. Nur zeigte es sich jetzt mehr denn je, daß in einer lebendigen Gemeinde jeder einzelne dringend gebraucht wird und daß es keinen gibt, für den nicht auch ein Amt bereitläge, das seinen persönlichen Einsatz herausfordert und ihm Gelegenheit gibt, sich zu bewähren. Was sind in diesen Monaten alles für Menschen beispielsweise durch das Haus Duschmann gegangen! Dort trafen sich ohnehin schon immer alle, die etwas Wichtiges zu besprechen hatten. Und wenn wir Gäste aus anderen Gemeinden hatten oder jemand vom Bruderrat der Bekennenden Kirche aus Königsberg kam, um uns zu beraten, wie etwa Pfarrer Beckmann oder der heutige Bischof Jänicke – immer hieß es: „Duschmanns werden sie schon unterbringen." Noch ganz anders wurde der Zustrom von dem Augenblick an, wo die Reformierte Kirche unser Zentrum geworden war. Denn die lag ganz in der Nähe ihrer Wohnung und es verging wohl kein Sonntag, an dem es nicht hieß: „Kommen Sie noch mit zu Duschmanns, da können wir offen reden." Else Duschmann, der nie Versagenden, obgleich sie ihrer an der Front stehenden Söhne wegen ständig von Ängsten bedroht war, brauche ich in dieser kleinen Schrift kein besonderes Denkmal zu setzen. Denn glücklicherweise lebt sie noch und gehört ihrer jetzigen Gemeinde, wie sie damals für die Insterburger Gemeinde gelebt hat, hellhörig und aufgeschlossen für die gänzlich veränderten Voraussetzungen, unter denen die Christenheit im Westen heute ihren Weg zu finden hat. Das intensive Erleben jener Tage war überhaupt dazu angetan, nicht nur die Gemeinde als Ganzes zu festigen, sondern auch ihre einzelnen Glieder mit besonderen Freiheiten auszustatten. Als Beispiel möchte ich hier Renate Menzel anführen, deren Haus ebenfalls allen Trostsuchenden offenstand und bei der viele tiefgründige Gespräche geführt worden sind. Ihr Mann war als höherer Offizier in Stalingrad vermißt, und sie sah es als ihre besondere Aufgabe an, die anderen durch Stalingrad betroffenen Frauen zu besuchen und ihnen Mut zu machen. Dabei wurden Worte gewechselt, die sie in den Ruf brachten, sehr offen von Stalingrad als von einer Katastrophe zu sprechen, was natürlich keineswegs im Sinne der politischen Führung war. Um sie einzuschüchtern, wurde zunächst ihre Hausgehilfin von der Gestapo vernommen und nach dem gefragt, was in ihrem Haus gesprochen würde. Dann wurde sie selbst zur Vernehmung vorgeladen. Da ihre Wohnung nicht weit vom Krankenhaus entfernt war, ging ich vor Beginn meines Dienstes schnell noch einmal hinüber, um ihr ein gutes Wort mit auf den Weg zu geben. Aber ich traf sie nicht mehr zu Hause an, und als ich ihre siebenjährige Tochter fragte, wo denn die Mutter sei, erhielt ich zur Antwort: „Die ist zum Friseur gegangen, damit sie nicht so viel Mühe mit ihren Haaren hat, wenn sie vielleicht eingesperrt wird." Wie gut, dachte ich. Da kann ich mir meine lächerlichen Trostworte ja sparen.

Nach einigen Stunden kam sie zurück und berichtete, wie es gewesen war. Die Vernehmung hatte mit Unterbrechungen etwa drei Stunden gedauert und der vernehmende Beamte hatte sich immer wieder zu der Frage veranlaßt gesehen: „Sagen Sie mal, vernehmen Sie eigentlich, oder vernehme ich?" Sie hatte ihn unter anderem danach gefragt, warum eigentlich die anderen Leute, die da noch vorgeladen waren, so schlecht behandelt würden. Schließlich endete die Unterhaltung damit, daß der Beamte sie noch ein Stück auf ihrem Heimweg begleitete, was er bis dahin wohl sicher noch nie getan hatte.

Kurze Zeit darauf erzählte sie mir, es hätte sich bei ihr ein Offizier angesagt, der von einer besonderen Dienststelle in Westdeutschland käme und offenbar einiges über das Schicksal und den Verbleib der in Stalingrad Vermißten zu berichten hätte. Sie wartete auf ihn mit großer Spannung. Er hatte sich zu 18 Uhr angesagt. Gegen Mitternacht telephonierte sie mich plötzlich an und bat mich, noch einen Augenblick herüberzukommen. Ich fand einen tief gebeugt dasitzenden Mann vor, dazu Frau von Menzel mit einem Gesicht, das zu sagen schien: „Ich weiß gar nicht, was er hat." Er verabschiedete sich, und als wir zusammen das Haus verließen, sagte er: „Kann ich noch mit Ihnen mitkommen?" Ich nahm ihn mit ins Krankenhaus, und dann hat er noch bis weit in den Morgen hinein in der gleichen gebeugten Haltung vor mir gesessen und mich ausgefragt: „Gibt es eigentlich noch mehr Menschen, wie diese Frau, die einem auf den Kopf zusagt, wer man ist und was man tut?" So begann er und erzählte mir dann, was für ein Auftrag ihn überhaupt hierher geführt hatte. Er war gekommen, um sie zu veranlassen, nicht mehr über Stalingrad zu sprechen. Man wußte in Wirklichkeit nichts vom Schicksal der Vermißten. Der Führung lag aber daran, alle Frauen zum Schweigen zu bringen, die sich über die Katastrophe äußerten, und es war zu diesem Zweck eine solche ‚Dienststelle' geschaffen worden. Überall, wo man von einer Frau hörte, die in unerwünschter Weise über Stalingrad sprach, wurde jemand hingeschickt, um ihr irgend etwas vorzureden, ihr Versprechungen zu machen, sie einzuschüchtern, ihr notfalls auch Geld anzubieten – alles mit dem Ziel, Gras über Stalingrad wachsen zu lassen. Bisher hatte der Mann, der da vor mir saß, mit dieser Praxis überall Erfolg gehabt, und es war ihm deshalb noch nie bewußt geworden, wie schäbig sein Verhalten war. An diesem Abend aber war er an seine Grenzen gestoßen. Die Frau, der er begegnet war, hatte ihm die Fragwürdigkeit seines Tuns und seiner ganzen Existenz deutlich gemacht. Dabei hatte sie – wie ich später feststellen konnte – ihn weder kritisiert noch ihm Vorwürfe gemacht, ja, sie war auf das, was er vor mir ausbreitete, gar nicht eingegangen, weil sie es nicht wissen konnte. Aber durch die Art, wie sie mit ihm gesprochen hatte, war er völlig entlarvt worden. Wie ein gebrochener Mann verließ er mich schließlich, hielt sich aber noch einige Tage in unsrer Stadt auf, offenbar aus dem Bedürfnis, zur Klarheit über seinen weiteren Weg zu kommen. –

Jetzt ist es an der Zeit, zu berichten, was weiter mit Dr. Pfalzgraf geschah. Am 21. Mai, also nach dreimonatiger Haft, erschien er plötzlich wieder auf der Bildfläche, sehr abgemagert, aber ohne Zeichen von Resignation. Er war entlassen worden mit der Weisung, sich am folgenden Tage in Königsberg beim Oberpräsidenten Erich Koch zu melden. Was das zu bedeuten hatte, konnte keiner von uns sich erklären. In der Haft war es eng, aber menschlich erträglich gewesen. Er hatte seine Bibel und die Losungen mitgehabt und konnte seinen Mitgefangenen, unter denen auch eine Reihe Ausländer waren, täglich daraus vorlesen und Gespräche mit ihnen führen. Erst in den letzten Wochen hatte man einen Ludendorff-Anhänger dazugesperrt, der diese Gespräche mit Hilfe der Gefängnisleitung verhinderte. – Am 22. Mai begab er sich also nach Königsberg, und was er am Abend nach seiner Rückkehr berichtete, übertraf all unsere gespannten Erwartungen. Der von allen gefürchtete Gauleiter und Oberpräsident hatte ihn persönlich empfangen und eine Stunde mit ihm gesprochen. Ein Brief von Frau Pfalzgraf, den sie an die Adresse des Oberpräsidenten, Abteilung für höheres Schulwesen, gerichtet hatte, war durch eine merkwürdige Fügung an Erich Koch persönlich gelangt, als er sich, aus der Ukraine kommend, wenige Tage in Königsberg aufhielt. Sie hatte darin die Gründe dargelegt, die zur Inhaftierung ihres Mannes geführt hatten, und dieser Fall hatte ihn derart interessiert, daß er den Befehl gegeben hatte, Pfalzgraf sofort zu entlassen und zu ihm zu schicken. Ich füge den Wortlaut dieses Briefes hier ein, weil aus ihm hervorgeht, wie eigentümlich und undurchschaubar die Praxis der Gestapo oft war.

An den Oberpräsidenten der Provinz Ostpreußen
Abteilung für höheres Schulwesen

Im April 1943

Am 23. Februar wurde mein Mann, der Studienrat Dr. Andreas Pfalzgraf, durch die Geheime Staatspolizei festgenommen und befindet sich noch jetzt in Schutzhaft. Als Grund für diese Verhaftung habe ich bislang nichts anderes erfahren können, als daß mein Mann sich geweigert hat, ein gegen ihn festgesetztes Sicherungsgeld von 1000,– RM zu zahlen. Um diese Weigerung zu rechtfertigen, möchte ich folgende Tatsache berichten: Am 5. Januar wurde mein Mann in Tilsit von der Geheimen Staatspolizei vernommen. Auf Grund einer Geheimverfügung, die gottesdienstliche Handlungen in profanen Räumen verbietet, verlangte man von ihm eine Erklärung, daß er die Bibelstunden, die seit etwa einem halben Jahr in unsrem Hause stattgefunden hatten, unterließe. Mein Mann erbat sich zunächst Bedenkzeit. Ferner wurde von ihm die Zahlung eines Sicherungsgeldes von RM 1000,– bis zum 15. Januar verlangt. Mein Mann erklärte sich bereit, es zu zahlen, um damit seinen guten Willen, den staatlichen Anordnungen zu folgen, zu beweisen. Auch wurde das Sicherungsgeld keineswegs im Zusammenhang mit seiner politischen Führung verlangt, wenn schon er nach seiner Parteizugehörigkeit und nach seiner politischen Tätigkeit vor 1933 gefragt wurde.

Seit dem 5. Januar hat mein Mann trotz ernster Gewissensbedenken auf jede gottesdienstliche Handlung in profanen Räumen verzichtet, doch schrieb er am 8. Januar an die Geheime Staatspolizei in Tilsit, daß er wohl bereit sei, das Sicherungsgeld zu zahlen, daß er die Summe aber nicht freiwillig zahle und diese Zahlung nicht als Eingeständnis einer Schuld aufgefaßt werden dürfe, da rechtlicherweise aus einem Verstoß gegen eine nie veröffentlichte Geheimverfügung kein Verschulden gefolgert werden dürfe. Er bat außerdem um Angabe des Kontos, auf das die Summe zu zahlen sei. Da mein Mann als Vater von 6 Kindern und wegen meiner langen Krankheit nicht über soviel Geld verfügte, wurde es ihm von Freunden gegeben und auf sein Bankkonto eingezahlt. Als er am nächsten Morgen in der Stadt war, erhielt ich einen Anruf aus Tilsit, mein Mann möge vorerst nicht zahlen; die Zahlung sollte in anderer Weise geregelt werden. Ich konnte meinem Mann diese neue Verfügung gleich telephonisch weitersagen, worauf er seine Zahlung widerrief. Am 18. Januar rief die Geheime Staatspolizei aus Insterburg an, mein Mann sollte von ihnen ein Schreiben aus Tilsit abholen. In diesem Schreiben vom 15. Januar wurde meinem Mann mitgeteilt, er solle die RM 1000,– auf der Stadtsparkasse Insterburg hinterlegen, und „wenn er sich von jetzt an politisch einwandfrei führe und keine neuen Verstöße vorkämen“, könne er 1946 wieder über das Geld verfügen.

Auf dieses Schreiben hin konnte mein Mann die Zahlung des Sicherungsgeldes nicht leisten, ohne wahrheitswidrig anzuerkennen, daß er sich politisch nicht einwandfrei geführt hätte. Er hat deshalb um seines Gewissens willen, um der Verantwortung willen, die er trägt für seine Kinder, seine Familie, für Staat und Kirche, um seiner Beamtenehre willen dieses Schreiben zurückgewiesen und um eine Zahlungsaufforderung gebeten, die dem wahren Sachverhalt entspricht. Am 21. Februar erhielt mein Mann ein Schreiben von der Geheimen Staatspolizei in Tilsit vom 17. Februar, in dem er ohne Rücksicht auf seine Proteste letztmalig aufgefordert wurde, das Sicherungsgeld bis zum 22. Februar zu zahlen. Mein Mann schrieb am 22. Februar sowohl an die Staatspolizeistelle in Tilsit wie auch an das Staatspolizeiamt in Berlin, daß er nach wie vor bereit sei, die Zahlung zu leisten, daß ihn nur das Schreiben der Geheimen Staatspolizei Tilsit vom 15. Januar daran hindere. Am 23. Februar erfolgte dann die Verhaftung. Hätte mein Mann auf Grund des Schreibens der Geheimen Staatspolizei vom 15. Januar die Zahlung geleistet, würde auch seine vorgesetzte Behörde in dieser Zahlung ein Schuldbekenntnis haben sehen müssen, was in dem gegen meinen Mann eingeleiteten Disziplinarverfahren schwerwiegende Bedeutung gehabt hätte, wie sich durch die Frage des Untersuchungsführers Dr. Bachmann nach diesem Sicherungsgeld im Verlauf einer Vernehmung am 16. Februar in Königsberg zeigte. Das Dienstverfahren ist gegen meinen Mann eingeleitet, weil er nach schwerer Gewissensnot unter Berufung auf die vom Führer zugesicherte Glaubensfreiheit der Verfügung seiner

Schulbehörde nicht gefolgt ist, die staatlichen Lehrkräften jeden Religionsunterricht auch außerhalb der Schule verbietet, in der festen Überzeugung, daß nur der seinem Vaterland recht dienen kann, der Gott gehorsam bleibt.

gez. Gertrud Pfalzgraf.

Erich Koch, der Pfalzgraf mit ‚Ihr' anredete, ließ sich von ihm noch einmal die näheren Umstände erklären, die zu seiner Verhaftung geführt hatten, und antwortete ihm dann, er sähe ein, daß die Verpflichtung, Religionsunterricht zu geben, für ihn bindend sei. Als Studienrat sei ihm dies durch die neuen Verfügungen allerdings verwehrt. Vielleicht könne man ihn zum Regierungsrat machen. Er solle erst einmal nach Hause fahren und versuchen, sich mit der Kirche zu einigen. Wenn ihm das gelänge, könne er auch seine kirchliche Arbeit im vollem Umfange wieder aufnehmen. –

Das war nun allerdings ein Ergebnis, wie wir es in unsren kühnsten Träumen nicht hatten erwarten können, und es ist wohl sicher als einmalig in der Geschichte der Bekennenden Kirche zu bezeichnen. Denn im allgemeinen war es so, daß Inhaftierte nur noch geringe Chancen hatten, wieder freizukommen, zumal wenn sie sich weigerten, die verlangten Zugeständnisse zu machen. Dazu war Erich Koch ein Mann, von dem man zu wissen glaubte, daß Gnade von ihm nicht zu erwarten sei. Unendlich viel Schreckliches über sein Wirken ist nach dem Kriege zusammengetragen worden. Wir Insterburger dagegen haben keinen Grund, in einen solchen Chor mit einzustimmen. Denn dieser Mann, der auch heute noch in einem polnischen Gefängnis lebt, hat uns damals einen unschätzbaren Dienst erwiesen. Wie es dazu kommen konnte? Wir haben uns nicht lange den Kopf darüber zerbrochen, sondern dies Ereignis, wie alles, was wir erlebten, als einen Gnadenerweis Gottes hingenommen. Menschlich gesehen hatte es diesem sehr selbstherrlichen Mann wahrscheinlich imponiert, daß jemand sich für seine Überzeugung einsperren ließ, noch dazu ein Lehrer und einer, der es sich angesichts seiner großen ungesicherten Familie eigentlich erst recht nicht leisten konnte.

Große Bewegung entstand, als Pfalzgraf zum erstenmal wieder im Gottesdienst erschien. Während seiner Abwesenheit hatte sich einiges geändert. Den Einzug in die Reformierte Kirche hatte er nicht mehr mitgemacht. Als wir vor Beginn des Gottesdienstes mit ihm in die Sakristei gingen, um ihn mit Bruder Martin bekanntzumachen, drückte er diesen vor Ergriffenheit beinah gegen die Wand. Der schien einen gelinden Schreck zu bekommen. Später aber, bei der Austeilung des heiligen Abendmahls, brachte er durch eine Geste, die mir unvergeßlich geblieben ist, die Verbundenheit mit ihm zum Ausdruck. Es wurden keine Oblaten gereicht, sondern richtiges Brot, das in gleich großen Stücken auf einem Teller lag. Jedes dieser Stücke wurde in drei Teile zerbrochen und an die in kniender Stellung Wartenden ausgeteilt. Pfalzgraf und ich knieten zufällig nebeneinander. Als Bruder Martin bei uns angekommen war, nahm er ein neues Brot, teilte es, gab Pfalzgraf das erste Stück, mir das zweite und behielt das dritte für sich.

Dem dringenden Wunsch des engeren Kreises entsprechend hielt sich Pfalzgraf nach seiner Rückkehr zunächst einige Zeit im Hintergrund, schon um sich von den Strapazen der vergangenen Monate zu erholen. Inzwischen wurden Verhandlungen mit dem Vertreter der Kirche gepflogen, die dann schließlich auch zu einer Art Einigung, besser gesagt: erträglichen Abgrenzung, führten. Es hat uns immer leid getan, daß wir mit diesem Mann zu keiner gemeinsamen Basis finden konnten. Aber seine Auffassung von der Kirche und ihren Aufgaben, insbesondere von der Bedeutung seiner eigenen Person darin, ließ ein wirklich weiterführendes Gespräch nicht zustande kommen. Einige Briefe, die aus jener Zeit erhalten geblieben sind, geben Zeugnis von der Härte des Ringens um ein geistliches Miteinander. Dennoch blieben unsere Begegnungen mit ihm hoffnungslos an der Oberfläche hängen, nämlich in der Sphäre der Kompetenzen und Befugnisse, und drangen nicht bis dahin durch, wo das Menschlich-Allzumenschliche überwunden wird durch die Sache, um die es geht. Er sah uns als Rebellen und fehlgeleitete Phantasten an, denen man mit diplomatischem Geschick beizukommen versuchen mußte. Und da er uns in dieser Kunst überlegen war, endigten alle Gespräche, die wir allein oder zu mehreren immer wieder mit ihm zu führen versuchten, regelmäßig damit, daß wir, in die Enge getrieben, uns schroff von ihm abwendeten. Das war schmerzlich, für beide Seiten; denn wir wußten, daß er schwer unter unsrer Existenz litt und hätten es ihm gern leichter gemacht. Dabei konnte ich seinen Standpunkt so gut verstehen. Kirche war für ihn, was sie in meiner Vorstellung von Kindheit an gewesen war, nämlich eine Einrichtung zur Verbreitung einer Lehre, die den Menschen fromm, mildtätig und zum Frieden geneigt macht. Und Pastoren waren Menschen, die im Rahmen dieser Einrichtung Autorität auszuüben hatten, die also auch dafür zu sorgen hatten, daß in der Gemeinde alles ruhig und ordentlich zuginge. Daß Kirche auch noch etwas ganz anderes sein kann, nämlich eine Herausforderung Gottes an den Menschen, und daß diese Herausforderung in Kämpfen, Anfechtungen und Widersetzlichkeiten ihren Niederschlag finden kann, das war mir erst deutlich geworden durch das Erleben, von dem dieser Bericht Kunde gibt. Ich habe also nicht den leisesten Grund, Kritik zu üben an Menschen, die ähnliche Erfahrungen nicht gemacht haben. Im Gegenteil: ich schulde ihnen Dank dafür, daß mir an der Auseinandersetzung mit ihnen zur Klarheit über meinen eigenen Weg verholfen worden ist.

Einer, der sich damals mit besonderer Intensität in die Verhandlungen einschaltete, war Pfarrer Kurt Hetz aus Gahlen. Er stammte aus Insterburg und fühlte sich für unsere Gemeinde mitverantwortlich. Ich lernte ihn als Patienten kennen, denn er kam wegen einer schweren Lebererkrankung in unser Krankenhaus. Da er noch jung war, empfand ich sein unheilbares Leiden als besonders tragisch und wunderte mich, daß er neben der Arbeit an seiner Gemeinde noch soviel Zeit und Kraft für uns aufbrachte. Für meine ärztlichen Vorstellungen war er bereits vom Tode gezeichnet. Trotzdem hat er noch bis zum Ende des Krieges seine Gemeinde versorgt, wurde dann von dieser auf die Flucht mitgenommen und durch alle Strapazen und Gefahren des Trecks hindurch bis nach Holstein gebracht. Zu seinem eigenen Erstaunen lebte er dort weiter, erhielt durch Vermittlung von Freunden aus Amerika alle für ihn notwendigen Medikamente und fing an, die neuen Adressen sämtlicher noch am Leben gebliebenen ostpreußischen Pfarrerfamilien ausfindig zu machen. Durch einen Rundbrief brachte er sie alle miteinander in Verbindung.

Anläßlich eines ostpreußischen Kirchentages in Hannover, den er organisiert hatte, sah ich ihn im September 1947 wieder. Er war fast zum Skelett abgemagert, bewegte sich aber mit erstaunlicher Frische und in bester Laune durch die Reihen der Teilnehmer. Ein und ein halbes Jahr später besuchte ich ihn in seinem Zufluchtsort Tangstedt bei Hamburg. Er hatte keinen Zahn mehr im Munde und lebte fast nur noch von Kaffee, beschäftigte aber zwei Sekretärinnen. Zu seiner Leberkrankheit hatte er auch noch eine Tuberkulose hinzubekommen, wie er beiläufig erwähnte. In den Weihnachtstagen hatte er den erkrankten Ortspfarrer im Gottesdienst vertreten, hatte auch eine Beerdigung halten müssen und erzählte mir, er hätte dabei die ganze Zeit nur den einen Gedanken gehabt: Wie komme ich nur bis an das Grab, damit ich wenigstens ein Vaterunser sprechen kann. Hinterher war er dann zusammengebrochen und lag nun mit Fieber im Bett. Mitten im Gespräch fragte er mich plötzlich: „Was halten Sie davon: Hier ist eine junge Zahnärztin, die will mir ein Gebiß machen." Ich fand das ganz in der Ordnung und fragte zurück, warum er noch zögere. Da sagte er: „Meinen Sie wirklich, daß es Sinn hat, sich noch einmal so gewissermaßen der Welt zuzuwenden?" Ich antwortete: „Zähne sind meines Wissens zum Kauen da. Und da Sie sich ja sonst noch keineswegs von der Welt abgewandt haben, finde ich, Sie könnten sich ruhig noch Zähne machen lassen." Zwei Monate später starb er. Seine Beerdigung, an der ich teilgenommen habe, war wie ein Fest, das Einheimische und Flüchtlinge miteinander feierten. Sie fühlten sich durch ihn zu einer großen Familie verbunden.

Nun aber wieder zurück nach Insterburg. Am 10. August 1943 konnte Pfalzgraf dem Oberpräsidenten melden, daß er seine kirchliche Arbeit in vollem Umfang wieder aufgenommen habe. Kurz zuvor hatte das Gymnasium ihn stillschweigend wieder in den Schuldienst eingestellt. Die Ernennung zum Regierungsrat war also überflüssig geworden.

Im Oktober sollte Pfalzgraf an der Synode der Evangelischen Kirche der Altpreußischen Union, wie die Unierte Kirche damals noch hieß, teilnehmen. Mit dem Königsberger Pfarrer Beckmann zusammen war er schon einmal dabeigewesen. Diesmal fand die Synode in Breslau statt, natürlich als geheime Veranstaltung. Sie wurde, wie es hieß, nur noch von denen besucht, die der Bekennenden Kirche angehörten. Es war die letzte Synode, die vor dem Zusammenbruch Deutschlands noch stattgefunden hat. Pfalzgraf war dazu eingeladen worden, konnte aber aus dienstlichen Gründen nicht hinfahren und beauftragte mich mit seiner Vertretung. So fuhr ich denn an einem Samstagabend mit einem völlig überfüllten Zug nach Breslau, traf dort am Sonntagmorgen ein und kam gerade noch zur Feier des heiligen Abendmahls zurecht, die den Gottesdienst der Synodalen im Gemeindehaus beschloß. Ich nahm in der letzten Reihe Platz und hatte nun all die Männer – etwa siebzig an der Zahl – vor mir, die in den verschiedensten Provinzen des Reiches, ständig bedroht durch die Funktionäre des Staates, stellvertretend für ihre Mitmenschen zur Ehre Jesu Christi und seines Evangeliums ihren Kopf hinhielten. Jetzt unter ihnen sein zu dürfen, bedeutete für mich ein überwältigendes Erlebnis. Noch kannte ich keinen von Angesicht. Aber dann entdeckte ich Pfarrer Beckmann, den anderen ostpreußischen Teilnehmer, und begab mich nach Beendigung der Feier zu ihm. Er sprach gerade mit einem Mann, der meinen Blick schon vorher aus irgendeinem Grunde auf sich gezogen hatte. Es war – ich traute meinen Ohren nicht, als ich seinen Namen hörte – niemand anders als Graf Yorck von Wartenburg, der Mann, dessen Persönlichkeit mich seit etwa einem halben Jahr so stark beschäftigte wie keine andere. Ich hatte seine unter Freunden zirkulierenden Schriften über Staat und Recht sowie seine Erzählungen aus dem Rußlandkrieg gelesen und brannte darauf, ihm einmal zu begegnen. Nun stand ich ganz unvermittelt auf einmal vor ihm und es schien mir, als sei er der Magnet gewesen, der mich hierhergezogen hatte. Und dann fiel mir noch ein zweiter Nicht-Theologe auf, von dem ich auch schon gehört hatte, nämlich Landgerichtsrat Dr. Kreyßig, von dem später noch die Rede sein wird. Was nun folgte, war die Arbeit an dem gewiß vordringlichsten Thema unsrer damaligen Zeit, nämlich an dem fünften Gebot „Du sollst nicht töten". Es ging darum, in dieser wilden, alle Begriffe von Recht und Unrecht verwirrenden Kriegszeit den Pfarrern und ihren Gemeinden etwas Schriftliches an die Hand zu geben, woran sie sich bei ihrer Wortverkündigung halten sollten. Eine sogenannte Handreichung wurde ausgearbeitet, in welcher mit aller Deutlichkeit auf das verderbenbringende Treiben der Organe des Staates eingegangen und ihm der Wille Gottes nach den Worten der Heiligen Schrift entgegengehalten wurde. Dabei erwies es sich als notwendig, das fünfte Gebot nicht ganz für sich allein zu behandeln, sondern zu jedem der anderen Gebote noch eine Erklärung hinzuzufügen. Auf diese Weise ist ein Dokument entstanden, welches wie wohl kein zweites geeignet ist, die Intensität und den Ernst der geistigen Auseinandersetzung, die damals stattfand, zu kennzeichnen und der vielfach vertretenen Meinung zu begegnen, es habe eine solche gar nicht gegeben.

Während der zum Teil heißen Debatten im Plenum und in kleineren Kreisen hatte ich nun Gelegenheit, auch die Theologen kennenzulernen, von denen mir viele dem Namen nach bekannt waren, weil wir ihre Schriften lasen und von ihrem Einsatz hörten. Namen wie Schniewind, Held, Beckmann (Rheinland), Niesel, um nur einige zu nennen, waren mir geläufige Begriffe. Nun hatte ich den Vorzug, sie alle lebend und miteinander diskutierend vor mir zu sehen. Und immer wieder griffen die ‚Laien' in die Diskussion ein, in ihrer Präzision den Fachleuten durchaus ebenbürtig. Da gab es viel für mich zu hören und zu lernen. Wo es um ärztliche Belange ging, also im Zusammenhang mit der vom Staat propagierten und vielfach durchgeführten Euthanasie, durfte ich zum Wortlaut der Handreichung auch einen kleinen Beitrag liefern. Am Abend war die Synode, die schon den Samstag über getagt hatte, beendet. Ich fuhr mit einem wiederum unbeschreiblich überfüllten Nachtzug zurück, konnte aber eine Nachricht mitnehmen, die in Insterburg große Freude erregte. Dr. Kreyßig hatte mir zugesagt, uns gelegentlich in Insterburg zu besuchen und uns einen Vortrag zu halten.

Wir hatten nämlich beschlossen, auch bei uns sogenannte Gemeindetage durchzuführen, wie sie bereits seit längeren Jahren in Köslin in Pommern stattfanden. Dort hatte der Chefarzt des Krankenhauses, Dr. August Knorr, schon vor dem Kriege darauf hingewiesen, daß die Kanzeln in den Kirchen bald leerbleiben würden, wenn die Entwicklung des nationalsozialistischen Staates so weiterginge, und daß es deshalb notwendig sei, Laien für den Dienst der Wortverkündigung auszurüsten, d. h. sie regelrecht zu schulen, um sie in die Lage zu versetzen, nicht nur Lesegottesdienste zu halten, sondern auch zu predigen. Zu diesem Zweck hatte er in Köslin Laienkonvente eingerichtet, die gelegentlich an Wochenenden stattfanden und zu denen auch interessierte Vertreter aus anderen Gemeinden eingeladen wurden. Bei dem im Mittelpunkt der Veranstaltung stehenden Gottesdienst hatte ein Laie die Predigt zu halten. Anschließend wurde dann, nachdem die Gemeinde entlassen war, im Kreis der besonders Eingeladenen über den Prediger und seine Wortverkündigung gesprochen. Hierfür hatte Dr. Knorr Richtlinien ausgearbeitet, an die man sich halten sollte. Zunächst ging es um die Äußerlichkeiten, um die Art des Auftretens, des Verhaltens vor dem Altar und auf der Kanzel, die Sprechweise und Lautstärke. Dann wurde auf die Predigt eingegangen, ob sie dem zugrunde liegenden Bibeltext entsprach, ob sie verständlich war, ob man sie behalten konnte, ob Christus dabei verkündigt wurde und anderes mehr. Diese Kösliner Laienkonvente hatten sich bei den Gemeinden der Bekennenden Kirche bald herumgesprochen, und es kamen Gäste aus allen Teilen Deutschlands zu ihnen angereist. Pfalzgraf war auch einmal dortgewesen und zu einem späteren Termin noch ein anderes

Mitglied unseres Kreises. Beide hatte das dort Erlebte sehr zur Nachahmung angeregt. Pfalzgraf hatte bei dieser Gelegenheit auch Dr. Kreyßig kennengelernt und mir manches von ihm erzählt. Er war eigentlich Landgerichtsrat, aber schon vor einiger Zeit aus seinem Amt gesetzt worden, weil er in Fällen, bei denen es sich um die Tötung angeblich Geistesschwacher handelte, Anklage gegen Unbekannt, also gegen die Funktionäre des Staates, erhoben hatte. Seitdem bewirtschaftete er seinen kleinen Landbesitz an der Havel und stand im übrigen an entscheidender Stelle im Kampf der Bekennenden Kirche. Da er in Köslin viel Wesentliches gesagt und Pfalzgraf uns eingehend darüber berichtet hatte, war er mir, als ich ihm in Breslau begegnete, fast schon eine vertraute Erscheinung und ich wußte, daß er die Zusage, die er mir gegeben hatte, unbedingt wahrmachen würde. Denn das ist auch etwas, was aus jener Zeit besonders hervorgehoben zu werden verdient: die Bereitschaft, mit der Menschen ihre Zusage gaben, wenn es galt, der Gemeinde einen Dienst zu tun. Trotz gestörter Bahnverbindungen und überfüllter Züge, in denen manches Abenteuer zu bestehen war, scheuten auch ältere Menschen keine noch so weite Reise. Denn sie faßten solche Einladungen als einen Ruf Gottes auf.

Der erste Gemeindetag, den wir in Insterburg durchgeführt haben, fand am 14. November in der neuen Kirche in Sprindt statt. Die unauffällige, auf schlechtes Papier gedruckte Einladung, von der noch ein Exemplar erhalten geblieben ist, lautete folgendermaßen:

Einladung zum Gemeindetag
in der Friedenskirche zu Insterburg
Sprindt am Sonntag dem 14. November 1943

Tagesordnung

10 Uhr	Gottesdienst mit Abendmahl
11 Uhr 30	Gottesdienstbesprechung
13 Uhr	Mittagessen. Kaffee wird gereicht. Zubrot mitbringen.
13 Uhr 30	Gemeindeberichte
14 Uhr 30	Abschluß

Reisekosten werden erstattet. Fuhrwerk hält vor der Bahnpost. Bibel und Gesangbuch mitbringen.

Singer Heisel Lehndorff.

Es erschienen Gäste aus verschiedenen Teilen der Provinz. Der Gottesdienst wurde durch einen Pfarrer eingeleitet, dann predigte ein Laie – diesmal war es Diakon Bonstedt aus Königsberg –, ein anderer Pfarrer hielt die Schlußliturgie. Hinterher versammelten sich Einheimische und Gäste zur ausführlichen Besprechung des Gottesdienstes nach den schon beschriebenen Richtlinien. Dabei wurde auch das Verhalten der Liturgen und des Predigers freimütig diskutiert, ohne daß dies für die Betroffenen im geringsten mit Peinlichkeit verbunden war. Denn alle Beteiligten waren sich dessen bewußt, daß es hier um mehr ging, als um persönlichen Geschmack oder isolierte Formfragen, nämlich um die bestmöglichen Voraussetzungen für das Hören der biblischen Botschaft.

Der Predigttext bei dieser ersten Veranstaltung stammte, der Perikope entsprechend, aus dem 6. Kapitel des Epheserbriefes, in dem von der geistlichen Waffenrüstung des Christen die Rede ist, vom Schild des Glaubens, vom Helm des Heils und vom Schwert des Geistes, die alle miteinander nötig sind im Kampf gegen „die listigen Anläufe des Teufels und die feurigen Pfeile des Bösewichts –“, ein Text also, der in sich selbst schon einigen Sprengstoff enthielt und über den zu predigen es einer besonderen inneren Freiheit bedurfte. Als Kuriosum ist mir von diesem Tag her in Erinnerung, daß bei der anschließenden Gottesdienstbesprechung die Frage aufgeworfen wurde, ob es nicht eine Zumutung an die Gottesdienstbesucher sei, ein Lied von vierzehn Strophen in Etappen durchsingen zu lassen und sonst kein anderes Lied aufs Programm zu setzen. Wir konnten uns eines Schmunzelns nicht erwehren, denn natürlich war es Pfalzgraf gewesen, der dies Lied einmal voll zur Geltung kommen lassen wollte. Es handelte sich um das sogenannte große Glaubenslied „Es ist das Heil uns kommen her“ von Paul Speratus, einem Zeitgenossen Luthers. Wer es noch nicht kennt und mitschmunzeln will, der lese es einmal durch.

Zu Beginn des Winters haben wir in einem größeren Versammlungsraum unsrer Stadt eine zehntägige Vortragsfolge durchgeführt, bei der an jedem Abend über eins der zehn Gebote gesprochen wurde. Um die Verbindung zu anderen Gemeinden zu fördern, luden wir für jeden Abend einen anderen Vortragenden ein, und so lernten wir einen weiteren Kreis von Menschen kennen, die mit uns auf dem gleichen Wege waren. Einige von ihnen haben heute leitende Positionen im Raum unsrer Evangelischen Kirche. Bei der Beratung in unsrem Kreis, wer über welches der zehn Gebote sprechen sollte, waren neun Gebote schnell verteilt. Nur eins erforderte längere Überlegungen, nämlich das fünfte –

„Du sollst nicht töten“. Wem konnte in einer öffentlichen Versammlung ein solches Thema zugemutet werden? Schließlich schwiegen alle still und die Blicke blieben auf mir haften. Ich war ja Arzt und hatte außerdem an der Synode teilgenommen, die das gleiche Gebot zum Thema gehabt hatte. War es da nicht das Nächstliegende, wenn ich mich dieser Aufgabe unterzog? Was sollte ich machen? Rednerische Unbegabtheit vorzuschützen wäre in diesem Fall nicht Bescheidenheit, sondern nur Feigheit gewesen. So habe ich denn wirklich an einem Abend vor vollem Haus über das fünfte Gebot gesprochen. Was ich gesagt habe, ist mir nicht mehr erinnerlich. Sicher war es theologisch nicht haltbar. Ich weiß nur noch, daß unter den Zuhörern eine ganze Menge Soldaten waren und daß ich anschließend mit zwei jungen Fronturlaubern ein längeres Gespräch zu führen hatte. Sie waren ganz konsterniert, weil sie noch nie etwas davon gehört hatten, daß das fünfte Gebot auch im Kriege Gültigkeit haben sollte.

Über diese zehn Abende hinaus haben wir ein paarmal auch Gäste aus dem westlichen Deutschland zu Vorträgen bei uns gehabt. Einmal war es Professor Hammelsbeck aus Wuppertal, der im Gemeindehaus der Baptisten zu uns über die Ämter in der Gemeinde sprach. Pfalzgraf, der den ganzen Tag über auf den Beinen gewesen war, verschlief den ganzen Vortrag, leitete aber nachher die Diskussion so, als ob er alles genau mitbekommen hätte. – Ein andres Mal hatten wir den Bildhauer Groß aus Oranienburg bei uns. Er hielt einen Vortrag über christliche Kunst und zeigte Abbildungen seiner Werke, vor allem Darstellungen der Propheten des Alten Testaments. Von ihnen sind die des Amos besonders bekannt geworden. Pfalzgraf hatte eine davon auf seinem Schreibtisch stehen. Sie zeigt den von der Herde fortgerissenen Hirten, der mit erhobenen Armen vor die Führer seines abtrünnigen Volkes tritt, um ihnen Gottes Strafgericht anzukündigen. Seinen Moses, der im Begriff ist, dem Volk in der Wüste die Gesetzestafeln vor die Füße zu werfen, habe ich in Bronze bis zum Kriegsende besessen. In dem Durcheinander, das dann folgte, wird er wohl auf dem nächsten Schutthaufen gelandet sein.

Die intensive Beschäftigung mit der Bibel, insbesondere die Predigtvorbereitung, brachte es mit sich, daß auch über Sinn und Form der Liturgie sowie über den rechten Umgang mit den Sakramenten eingehend gesprochen wurde. Besonders die Abendmahlsfrage kam immer wieder zur Sprache, und wir machten uns Gedanken darüber, warum eigentlich gerade dieses Sakrament für uns evangelische Christen mit soviel Mißverständnis behaftet ist und nur so selten in Anspruch genommen wird. Einer der Gründe schien uns der zu sein, daß es in unseren Gottesdiensten mit Beichte und Absolution gekoppelt ist, und zwar so, als sei diese Handlung Vorbedingung für die Teilnahme am Abendmahl. Beichte und Absolution aber würden in unsrer Kirche gemeinhin derart summarisch gehandhabt, daß die wenigsten den Eindruck gewinnen könnten, nunmehr für das heilige Abendmahl ausreichend vorbereitet zu sein. Wir haben das Abendmahl dann noch oft ohne vorherige Absolution gefeiert und nicht den Eindruck gehabt, als hätte es dadurch etwas von seiner verbindenden und verbindlichen Wirkung verloren.

Auch die Praxis der Konfirmation wurde einer Revision unterzogen. Angesichts dessen, was sich in den meisten Familien im Anschluß an die kirchliche Feier abspielt und unter Berücksichtigung der Tatsache, daß die wenigsten Kinder, geschweige denn ihre Eltern, verstehen, daß es sich dabei um eine Verpflichtung handelt, die über das Konventionelle hinausgeht, erschien uns das von den Konfirmanden geforderte ausführliche Gelübde sinnentleert und nur dazu geeignet, die Wirklichkeit noch mehr zu verfälschen. Es wurde also beschlossen, die Kinder diesmal ohne das übliche Gelübde zu konfirmieren und sie nur ihre Zustimmung geben zu lassen zu der Handlung, auf die sie im Konfirmandenunterricht vorbereitet worden waren. Ich habe diese Feier, die am Palmsonntag 1944 in der Reformierten Kirche stattfand, noch in deutlicher Erinnerung, weil sie auf alle Anwesenden einen tiefen Eindruck machte. Da sich noch die Feier des heiligen Abendmahls anschloß, dauerte der Gottesdienst bis um die Mittagszeit. Trotzdem leerte sich die Kirche auch dann nur zögernd, als ob jeder noch etwas erwartete. Nur die Organistin, der es zuviel geworden war, hatte vorzeitig ihren Platz verlassen, und Bruder Martin sagte, nach einem Blick auf die Empore: „Wir wollen das Schlußlied einmal ohne Orgelbegleitung singen."

Acht Tage vorher, also am Sonntag Judica, dem 26. März 1944, hatte der Gemeindetag stattgefunden, zu dem Dr. Kreyßig gekommen war. Es erschienen dazu wieder Gäste aus verschiedenen Teilen der Provinz, darunter auch mein vorher erwähnter Vetter mit seiner Frau.

Diesmal waren noch mehr Personen als sonst an der Durchführung des Gottesdienstes beteiligt. Der Magistratssekretär Fritz Heisel aus Insterburg hielt die Eingangsliturgie, Dr. Kreyßig die Predigt über den Text aus dem Johannesevangelium Kap. 8, Vers 46–59. Pfarrer Glüer aus Kraplau, der damals gerade als Soldat in Insterburg weilte, hielt die Schlußliturgie und taufte ein Kind, anschließend teilte Bruder Martin das heilige Abendmahl aus. Nach dem gemeinsamen Essen hielt Oberstudienrat Löwe aus Stallupönen einen Vortrag über die Bedeutung des Kirchenjahres, der durch Dr. Kreyßig von einem umfassenderen Gesichtswinkel aus ergänzt wurde. Dieser Tag, der sich, wie alle noch folgenden, vor dem Hintergrund der immer deutlicher werdenden Kriegskatastrophe abspielte, ist mir in Erinnerung geblieben als ein lebendiger Beweis für die Behauptung des Christenmenschen, daß Gott zu loben und zu preisen der Sinn und Zweck seines Lebens sei.

Die Stunden, die wir anschließend noch mit Dr. Kreyßig bis zur Abfahrt seines Zuges verbrachten, haben Bande geknüpft, die über die Jahrzehnte hin immer fester geworden sind. Sie bilden eine lebendige Brücke über die Zonengrenze hinweg, dorthin, wo er heute als Gründer und treibendes Element der ‚Aktion Sühnezeichen' mit ungebrochener Phantasie und Aktivität an der Verständigung der Völker arbeitet.

In jene Tage fällt auch eines der vielen besonderen Erlebnisse, die ich persönlich im Zusammenhang mit bestimmten Bibeltexten gehabt habe. Nach der Ordnung der Losungen las ich eines Morgens vor Beginn meines Dienstes ein Stück aus dem 13. Kapitel des Briefes an die Hebräer. (Die dreizehnten Kapitel der Heiligen Schrift haben es überhaupt in sich.) Als ich an die Stelle kam, wo es heißt: „So laßt uns nun hinausgehen aus dem Lager und Christi Schmach tragen. Denn wir haben hier keine bleibende Stadt, aber die zukünftige suchen wir“, da wußte ich: Heute passiert etwas mit mir! Denn es war in der Tat so, daß wir in der Schutz- und Trutzgemeinschaft unseres immer mehr anwachsenden Kreises manchmal schon fast den Eindruck hatten, in einem Lager zu sitzen; und jemand hatte auch bereits den Ausdruck ‚Wagenburg‘ dafür geprägt. Das einzige aber, was mir in dieser Hinsicht passieren konnte, war meine Einberufung zum Militärdienst. So ging ich denn, von einer gewissen Spannung erfüllt, meinen gewohnten Gang zum Operationssaal. Kurz darauf traf mein Chef ein, und während wir noch im Vorraum standen und das Tagesprogramm besprachen, klingelte das Telephon. Das war an sich nichts Besonderes. Denn im Operationssaal wurde oft angerufen, und wenn ich in der Nähe war, pflegte ich den Hörer abzunehmen. Diesmal aber blieb ich stehen und dachte: „Laß ihn das mal machen.“ Er ging auf den Apparat zu, nahm den Hörer ab und dann dauerte es längere Zeit, bis er etwas äußerte. „Ach“, sagte er, „wie dumm! Muß denn das sein?“ Dann legte er den Hörer auf und kam langsam auf mich zu. „Lehndorffchen, es handelt sich um Sie.“ „Ja“, sagte ich, „ich soll zu den Soldaten.“ „Nanu, woher wissen Sie denn das?“ „Ich habe es heute früh schon in meinen Losungen gelesen.“

Er schüttelte verwundert den Kopf und wir gingen an unsere Arbeit. Am Nachmittag hängte er sich dann ans Telephon und setzte alle Hebel in Bewegung, um meine Einberufung rückgängig zu machen. Denn wir waren seit Jahren aufeinander eingearbeitet, ich war sein offizieller Vertreter und darüber hinaus verband uns ein großes gegenseitiges Vertrauen. Das Maß an Arbeit, das uns aufgetragen war, wäre mit einem fremden Ersatzmann kaum zu leisten gewesen. Nach wochenlangem Hin und Her gelang es ihm dann auch wirklich, sein Ziel zu erreichen. Ich aber konnte dem Lauf der Dinge mit Gleichmut zusehen. Denn es gab für mich keinen Zweifel daran, daß, was auch immer mit mir geschah, Gott seine Hand im Spiele hatte.

Und noch über ein anderes merkwürdiges Zusammentreffen möchte ich hier berichten. Es ist mir deswegen so nachhaltig in Erinnerung geblieben, weil darin die unheimliche Spannung, in der wir damals lebten, geradezu symbolhaft zum Ausdruck kam. Der erste Teil der Geschichte ist schnell erzählt: Wir saßen eines späten Abends wieder einmal im Hause Duschmann bei der Predigtvorbereitung. Ein höchst aktueller Bibeltext beschäftigte uns, und als wir gerade einen Augenblick alle schwiegen, voll Erwartung, was der nächste wohl sagen würde, gab es plötzlich mitten zwischen uns auf dem Tisch einen lauten klingenden Ton, wie bei zerspringendem Glas. Wir sahen uns an, keiner wußte den Ton zu erklären. Da wurde auf einmal das Tischtuch feucht und wir sahen, daß die mit Frühlingsblumen gefüllte Glasschale gesprungen war. Und nun der zweite Teil: Dazu muß ich etwas ausholen. Wir hatten an diesem Abend vergeblich auf zwei Freunde gewartet, die sich an der Predigtbesprechung beteiligen wollten. Es handelte sich um Willy Kramp, den Schriftsteller und Bruder des Pfarrers, sowie um Erwin Krämer, einen jungen Theologen. Sie befanden sich seit kurzer Zeit in unsrer Stadt, und zwar als Ordonnanzoffiziere eines jungen Majors von Hößlin. Dieser, ein offenbar sehr fähiger, bereits schwerkriegsbeschädigter Mann, war Kommandeur eines Truppenteils, der im wesentlichen aus Offiziersanwärtern bestand. Bei Gesprächen merkte man ihm an, daß er kein Freund des Hitlerregimes war, und später stellte sich heraus, daß er der Widerstandsbewegung angehörte und den Auftrag hatte, im Falle eines gelungenen Attentats auf Hitler ein wichtiges Kommando in Ostpreußen zu übernehmen. Daß etwas Besonderes mit ihm vor sich ging, konnte man aus der Schärfe seiner Ausdrucksweise und der intensiv bohrenden Art seiner Gesprächsführung ersehen. Offenbar konzentrierte sich bei ihm alles auf die ihm zugedachte Aufgabe. Und da er für diesen Zweck eine Gefolgschaft brauchte, deren er sicher sein konnte, beschäftigten ihn am vordringlichsten Probleme der Menschenführung, bis hin zum Einsatz von Suggestivkräften. In seinen beiden eben genannten Begleitern glaubte er Menschen gefunden zu haben, die ihm in dieser Hinsicht wertvolles Wissen zu vermitteln vermochten – beide waren psychologisch geschult. Und so pflegte er sie derart auszuquetschen, daß sie nach Gesprächen mit ihm oft ganz erschöpft nach Hause gingen. Ähnlich war es ihnen auch an diesem Abend ergangen. Hößlin hatte sie nicht losgelassen, und es war fast elf Uhr nachts geworden, als sie schließlich doch noch in unsrem Kreis erschienen. Betroffen berichteten sie von einem Ereignis, das ihr Gespräch beendet hatte: Hößlins Hund, der bis dahin ganz gesund gewesen war, fiel plötzlich mitten zwischen ihnen tot auf dem Teppich zusammen. Wir rechneten nach; es mußte ziemlich genau in dem gleichen Augenblick geschehen sein, als bei uns das Glas zersprang.

Auch mein persönliches Erleben erfuhr in jenen Tagen eine Zuspitzung, die mir den Rückhalt an der Gemeinde, zu der ich gehörte, unentbehrlich machte. Es fing damit an, daß ich in den letzten Junitagen dringend nach Berlin gerufen wurde. Ein Bekannter aus früherer Zeit, Nikolaus von Halem, der sich seit zwei Jahren als politischer Gefangener in qualvoller Haft befand, war vom Volksgerichtshof zum Tode verurteilt worden, und es ging jetzt darum, die letzten Möglichkeiten auszuschöpfen, seine Hinrichtung zu verhindern oder wenigstens hinauszuschieben. Ich hatte ihn seit Jahren nicht mehr gesehen und konnte mir auch nicht denken, was ich in seiner Sache noch hätte tun können. Denn wenn es überhaupt noch Fürsprecher gab, die Einfluß geltend machen konnten, so hatte er sie auf seiner Seite. Das einzige, was ich von ihm wußte, war, daß er zu den wenigen gehörte, die sich vom Beginn des Hitlerreiches an dem aktiven Widerstand verschworen hatten. Seit ich ihn kannte war er darauf ausgewesen, Menschen die Augen zu öffnen über das Wesen und die wirklichen Ziele des Nationalsozialismus, sie zu sammeln und für den Augenblick des Umsturzes bereit zu machen. Auch seine berufliche Tätigkeit bei einem wichtigen Berliner Amt hatte er von vornherein den Erfordernissen seiner geheimen Pläne angepaßt. Schließlich war er von einem der Menschen, die er ins Vertrauen gezogen hatte, verraten worden. Vor zwei Jahren war das geschehen, aber jetzt erst hatte man ihn zum Tode verurteilt. Wenn noch irgend etwas für ihn getan werden konnte, so mußte es gleich geschehen. Ich sah mich also genötigt, dem Ruf nach Berlin zu folgen, und erhielt von meinem verständnisvollen Chef 4 Tage Urlaub. In Berlin angekommen, holte mich Halems älteste Schwester vom Bahnhof ab und orientierte mich über die Situation. Man hatte keine konkrete Vorstellung von dem, was für ihn noch unternommen werden könnte. Da aber bei den Beratungen im Kreise der Angehörigen auch mein Name gefallen war, hatte man mich benachrichtigt, zumal von den alten Freunden sonst kaum jemand überhaupt erreichbar war. Ich begleitete Halems Schwester zum Moabiter Gefängnis, wo sie ein Wäschepaket für ihn abgab. Das Hauptgebäude war bereits stark durch Bomben zerstört. Dem Vorderhaus fehlte das gesamte Dach sowie die Zwischendecken, so daß man durch die eiserne Eingangstür in einen nach oben offenen Raum eintrat. Die Atmosphäre, die darin herrschte, war eher die eines Krankenhauses als die eines Gestapo-Gefängnisses. Denn man sah nicht die erwarteten SS-Leute, sondern nur die in jedem Gefängnis üblichen älteren Wärter, mit denen man ganz normal verhandeln konnte. Die Vorstellung, daß hinter wenigen, offensichtlich schon recht angeschlagenen Wänden keine Kranken lagen, sondern gesunde junge Menschen, die auf ihren gewaltsamen Tod warteten, war einfach grotesk. Da die zum Tode Verurteilten nur einmal in der Woche und nur von ihren nächsten Angehörigen besucht werden durften, konnte ich Halem nicht sehen. Ich hatte aber die Gelegenheit, mich eine halbe Stunde lang mit dem alten Gefängnisgeistlichen zu unterhalten, der ihn täglich besuchte. Er schilderte mir Halems Zustand in Ketten, seine innere Festigkeit und den ihm trotz aller Drangsal erhalten gebliebenen sprühenden Humor so lebhaft, daß ich ihn ganz nah vor mir zu haben glaubte. Als wir den Ort wieder verlassen mußten – fast wie Verbrecher, denn man hatte das Gefühl, jetzt eigentlich hier zu Hause zu sein –, fragte mich Halems Schwester: „Wo steht eigentlich das Wort: ‚Fürchte dich nicht, denn ich habe dich erlöst. Ich habe dich bei deinem Namen gerufen, du bist mein.‘ Es ist nämlich der Konfirmationsspruch meines Bruders, und als ich ihn soeben einen Augenblick sehen durfte, nannte er ihn mir, um mir zu erkennen zu geben, wie es um ihn steht.“ Ich antwortete ihr, es sei ein Wort aus dem Propheten Jesaja, ich wüßte aber nicht genau, aus welchem Kapitel. Als wir dann in ihrer Wohnung angekommen waren, nahm ich die Bibel in die Hand, schlug sie auf und schon stand das gesuchte Wort als Anfang des 43. Kapitels vor mir. Als ich sah, wie ihr die Tränen kamen, sagte ich: „So, jetzt wollen wir aber noch die heutigen Losungen miteinander lesen.“ Ich nahm sie aus der Tasche, schlug sie auf – da stand es noch einmal, das herrliche Trostwort, genau für diesen Tag bestimmt.

Am Nachmittag kam Halems Bruder mit einem befreundeten jungen Arzt dazu, und dann saßen wir zu viert auf dem Dachgarten über dem 6. Stock und sahen auf das in brütender Sonnenhitze liegende Berlin hinunter. Die schmale Wasserfläche des Lietzensees war gegen Fliegersicht mit grünen Matten abgedeckt. Aber was sollte dieser Täuschungsversuch nützen gegen die Masse der Bombenflugzeuge, die jeden Augenblick wieder erscheinen und auch dieses noch ausgesparte Viertel in Schutt und Asche legen konnten! Wir erwogen die Möglichkeit, den nächsten Bombenangriff abzuwarten und dann mit Sprengkörpern bewaffnet in das so schwach bewachte und schon sehr wackelige Moabiter Gefängnis einzubrechen. Die Wachmannschaft würde uns wahrscheinlich kaum Widerstand entgegensetzen, wenn nicht gar beistehen.

Am folgenden Tage machte ich einige orientierende Besuche, die mir aufschlußreiche Einblicke in das, was zur Zeit gespielt wurde, einbrachten. Im Amt des Obersten Graf Stauffenberg in der Bendlerstraße sprach ich mit einem Bekannten aus früheren Tagen und trug ihm unsere Erwägungen zu einer möglichen Befreiung Halems vor. Er aber sprach geradezu beschwörend auf mich ein und sagte etwa folgendes: „Es darf jetzt unter keinen Umständen irgend etwas Auffallendes dieser Art geschehen, denn dadurch würden andere, sehr viel weiterreichende Pläne schwer gefährdet werden. Solange Halem in Moabit ist, wird ihm nichts geschehen. Denn Hinrichtungen werden zur Zeit nur in Brandenburg an der Havel durchgeführt. Wenn aber das andere Vorhaben erwartungsgemäß abläuft, wird Halem automatisch frei werden." Seinem Rat folgend sprach ich dann noch mit einigen Männern, die in enger Beziehung zu den ‚Plänen' standen, die er angedeutet hatte. Es waren Begegnungen, die mich tief bewegten, weil ich Menschen kennenlernte oder nach Jahren wiedersah, die durch das Ringen mit den Forderungen der Zeit zu einer großen inneren Freiheit gefunden hatten. Sie sprachen mit mir weniger über ihre konkreten Pläne – die lagen wohl bereits so fest, daß es nicht notwendig war, noch andere damit zu belasten – als über Fragen des Lebens und des Glaubens, und das in einer leichten, fast heiteren Art, die mich erstaunte und mir nachträglich bewußt machte, wie weit diese Menschen sich bereits aus irdischen Bindungen und den damit verbundenen Ängsten gelöst hatten.

Auch Dr. Kreyßig besuchte ich auf seinem Hof bei Brandenburg und bat ihn, mit Halem Fühlung aufzunehmen, falls dieser eines Tages doch in das Brandenburger Gefängnis gebracht werden sollte. Er versprach es mir und so ist es auch geschehen, als Halem nach dem Scheitern des Attentats vom 20. Juli zur Hinrichtung nach Brandenburg überführt wurde.

Um nichts unversucht zu lassen, machte ich dann noch einen Besuch auf der Insel Schwanenwerder, wo Propagandaminister Goebbels mit seiner Familie in einer früher in jüdischem Besitz gewesenen Villa wohnte. Durch Vermittlung einer gemeinsamen Bekannten wollte ich versuchen, Frau Goebbels zu sprechen, traf sie aber nicht mehr dort an, weil sie inzwischen, der Bombengefahr wegen, mit ihren Kindern anderswohin verzogen war. Statt dessen konnte ich im gleichen Hause eine alte Dame sprechen, die als einzige Frau noch Zutritt zu Hitler hatte. Sie hörte mir schweigend zu und sagte dann mit schneidender Stimme: „Junger Mann, ich rate Ihnen, lassen Sie die Finger davon! Der Führer hat es abgelehnt, in dieser Sache noch irgend etwas zu tun. Kaltenbrunner hat alles in der Hand, und das heißt, daß nichts mehr zu machen ist." Während sie noch sprach, kam ihre Enkelin vom See herauf, wo sie gerudert und gebadet hatte, ein großes schönes Mädchen in sommerlichem Kleid. Ein großer Strohhut hielt die Sonnenstrahlen ab – man hätte sich kein friedlicheres Bild ausdenken können. Sie hatte sich kürzlich verlobt – in Petsamo am Eismeer, wo sie als Nachrichtenhelferin Dienst getan hatte – und wollte demnächst heiraten. Ruhig kam sie auf dem von Blumenbeeten eingefaßten, gepflegten Rasen angegangen, so als gäbe es nichts auf der Welt, was sie gefährden könnte. „Was ist das nur für eine Zeit, in der wir leben!" mußte ich denken, als ich sie sah und sprechen hörte. Der Wahnsinn, von dem wir umgeben waren und dem wir stillhalten mußten, war mir noch nie so handgreiflich geworden, wie an diesem bezaubernden Menschenbild.

Und noch eine Begegnung aus dem gedrängten Erleben jener drei Berliner Tage ist mir unvergeßlich geblieben, nämlich das Wiedersehn mit Hugo Kükelhaus, dem Maler, Zeichner, Dichter und auch sonst noch vielfach begabten Freund. Ich hatte ihn neun Jahre lang nicht gesehen und wußte nicht genau, was ich eigentlich von ihm wollte, als ich beschloß, ihn aufzusuchen. Denn ich hielt es für unwahrscheinlich, daß man mit ihm über die Sache, die mich nach Berlin geführt hatte, würde reden können. Und zu unverbindlichen Besuchen fühlte ich mich in diesen Tagen innerlich nicht frei. So ging ich denn etwas zögernd auf sein Haus zu, das in Caputh bei Potsdam von Kiefern umgeben auf einer kleinen Anhöhe stand. Kaum aber hatte er mir die Tür geöffnet, da sah ich schon, daß ich mir die Mühe sparen konnte, den Grund meines Berliner Aufenthaltes zu erklären oder gar zu tarnen. Er wußte genau, was die Glocke geschlagen hatte, besser noch als ich. Und so wurden diese kurzen Stunden für mich zu einem tiefgreifenden Erlebnis, dessen Nachwirkungen mir später in den Tagen der Katastrophe oft auf die Beine geholfen haben. Er machte mich mit den Gedichten seines mit zweiundzwanzig Jahren beim Löschen eines brennenden Hauses umgekommenen jüngsten Bruders Hermann bekannt und gab mir auch von ihm selbst verfaßte Gedichte zu lesen. Eins von ihnen möchte ich hier mit seiner Erlaubnis zitieren, weil es eine ungewöhnliche Möglichkeit zeigt, das Geheimnis Christi dichterisch darzustellen.

Der, weils in ihm verzeichnet stand,
im Durst an einer Stange Essig sog,
sein Seufzen singt in meiner hohlen Hand
und labt mich aus dem Krug, der ihn betrog.

Wie über Felsenrücken Wasser schäumen
und treiben strudelnd fort mit Schrein,
so fällt sein Leben über zugesteinten Räumen
des Schädels, der Gelenke, Hand und Bein.

Dies ist sein Wort, dem hang ich an,
wie fern mir noch die alte Straße schmachtet.
O steile Wand, daran wohl fußen kann,
wer in den Gipfel fällt. Ich wach umnachtet

und höre mit dem Ohre seines Worts
die nach den Augen rufen, daß sie sähen,
wie er aus Leichenlinnen streift – des Orts,
an dem sich Wächteraugen weiß verdrehen.

Auf dem Rückweg von Berlin stieg ich in Königsberg aus, um den Versuch zu machen, meine Mutter zu sehen, die einige Wochen vorher von der Geheimen Staatspolizei verhaftet worden war und sich im Untersuchungsgefängnis befand. Über diesen Besuch habe ich an anderer Stelle berichtet. Ich erwähne ihn hier nur deshalb, weil er ein Licht auf meine persönliche Situation wirft. Königsberg befand sich in diesen Tagen gerade mitten in dem Trubel, der um die 400-Jahr-Feier der Universität veranstaltet wurde, und ich wäre mir wie ein Ausgestoßener vorgekommen, wenn mich nicht der unüberhörbare Kanonendonner der näherrückenden Ostfront daran erinnert hätte, daß alle menschliche Verblendung irgendwo ein Ende hat.

Wenige Tage nach meiner Rückkehr ins Insterburger Krankenhaus sagte sich mein schon erwähnter Vetter bei mir zu Besuch an. Ich konnte mir denken, daß es sich um etwas Dringliches handelte und daß er mich voraussichtlich zum Mitwisser der Dinge machen würde, die ich in Berlin aus Andeutungen hatte heraushören können. Das Attentat auf Hitler stand unmittelbar vor seiner Durchführung und mein Vetter, in dessen Wald am Mauersee das Oberkommando der Wehrmacht verborgen lag, war schon seit geraumer Zeit in die Attentatspläne eingeweiht. Im Ablauf der Ereignisse hatte er bestimmte Funktionen wahrzunehmen. Ich wollte ihm möglichst gut vorbereitet begegnen und überlegte, von welchem meiner Freunde ich mich in dieser prekären Angelegenheit beraten lassen sollte. Es konnte nur jemand sein, der äußerlich und innerlich unabhängig genug war, um ihn mit einer so schwerwiegenden Sache belasten zu können. Meine Wahl fiel deshalb auf den jungen Pfarrer Erich Moll, dessen Unerschrockenheit ich kannte und der zudem noch unverheiratet war, so daß er keine Rücksicht auf Familienangehörige zu nehmen brauchte. Ich bat ihn, mich zum Bahnhof zu begleiten. Der Zug, mit dem mein Vetter kommen sollte, hatte mehrere Stunden Verspätung. So saßen wir denn die halbe Nacht auf einer Bank vor dem Bahnhof und ließen uns, wie wir es gewohnt waren, von der Bibel beraten. Das 13. Kapitel des Briefes an die Römer, in dem es um das Verhalten der Obrigkeit gegenüber geht, spielte dabei natürlich die Hauptrolle. Es spricht davon, daß der Christ die Obrigkeit als eine von Gott gegebene anerkennen soll, unabhängig davon, ob sie gut oder schlecht sei. Dieses Thema hatte mir schon oft Not gemacht. An diesem Abend aber habe ich es von einer neuen Seite kennengelernt. Die Obrigkeit anerkennen heißt nämlich keineswegs, daß man sich von ihr terrorisieren lassen soll. Untertan sein hat nichts mit Angst zu tun. Angst aber war der Zustand, in dem wir uns dem Hitler-Regime gegenüber befanden. Wir erkannten es innerlich nicht als wahre Obrigkeit an, machten aber notgedrungen überall Kotau vor ihm. Dies Mißverhältnis zu seinen Untertanen ist ja bekanntlich auch eins der Mittel, durch die ein autoritärer Staat seine Macht ausübt. Er will nicht anerkannt, sondern gefürchtet werden. Denn wo er anerkannt wird, da wird er auch entlarvt – so wie Pilatus sich entlarvt sieht, als er Christus drohen will mit den Worten: „Weißt du nicht, daß ich Macht habe, dich zu töten?" und die Antwort erhält: „Du hättest keine Macht über mich, wenn sie dir nicht von Gott gegeben wäre." Selber hatten wir es auch mehrfach in verblüffender Weise erlebt, wie Funktionäre des Staates, die es gewohnt waren, Macht auszuüben, plötzlich ganz menschlich und unsicher wurden, wenn sie – vielleicht zum ersten Mal in ihrer Laufbahn – auf ihre wirkliche Verantwortung als Obrigkeit angesprochen wurden. Unter diesem Gesichtspunkt erschien mir also die Haltung, die der Apostel Paulus im Römerbrief empfiehlt, als die einzige, die es ermöglicht, auch der Obrigkeit etwas von Christus zu sagen, und zwar so, daß sie es verstehen kann. Und allein darauf kommt es dem Apostel, der dies schreibt, doch wohl an. Eins wurde uns jedenfalls aus der nochmaligen Befragung des Römerbriefes klar: Er bietet keine Handhabe, die es dem Christen ermöglicht, sich mit gutem Gewissen vor der Notwendigkeit zu drücken, der Obrigkeit mit aller Schärfe entgegenzutreten, wo sie Unheil anrichtet. Ob das allerdings mit Mitteln der Gewalt geschehen darf, ist eine andere Frage. Menschlich gesehen blieb uns natürlich kein andrer Weg mehr übrig, wenn überhaupt noch eine Wirkung erzielt werden sollte. Denn alle, die es je gewagt hatten, Hitler allein mit ihrem Wort entgegenzutreten, waren von ihm auf brutale Weise ausgeschaltet worden. Dennoch ließ sich ein Gewaltakt, wie es das geplante Attentat war, von der Bibel her in keiner Weise rechtfertigen, selbst nicht durch den Hinweis, daß dadurch vielleicht Millionen von Menschen gerettet werden könnten. Offenbar gab es keine Möglichkeit mehr, hier noch den Kopf aus der Schlinge zu ziehen. Zu einem Festhalten an Grundsätzen, auch wenn sie noch so christlich fundiert gewesen wären, war es ohnehin viel zu spät. Blieb also nur noch übrig, sich auf die Gnade zu berufen und zum Sünder zu werden, sei es durch Tat oder durch Verweigerung. Aber das gehört wohl zu jeder wesentlichen, unser Sein herausfordernden Entscheidung: nicht, daß wir zwischen falsch und richtig, sondern daß wir zwischen falsch und falsch wählen müssen. So sah ich mich denn in die Lage versetzt, meinem Vetter ohne innere Unsicherheit zu begegnen und es darauf ankommen zu lassen, welche Frage er mir stellen und was für eine Antwort ich ihm darauf geben würde. Nun, es ging in der Tat um das Letzte, nämlich um die Mittäterschaft für den Fall, daß es plötzlich an einem Helfer fehlen sollte. Und es fügte sich so, daß ich ihm meine Zusage gab. Was ich ihm nicht sagte, war, daß ich dabei immer noch mit der entfernten Möglichkeit rechnete, im entscheidenden Augenblick den Sprengkörper durch ein vollmächtiges Wort zu ersetzen. Hatte ich doch in den letzten

Jahren so viel mit dem Wort erlebt, daß es mir wie Verrat erschienen wäre, von vornherein auf diese mächtigste aller Waffen zu verzichten.

Nun, es kam dann ganz anders. Und während alle, die irgendwie mit den Attentatsplänen in Beziehung gebracht werden konnten, dem gnadenlosesten aller Richter überantwortet wurden, fiel auf mich nicht einmal der Verdacht der Mitwisserschaft – ein Vorzug, der mir damals im höchsten Grade beschämend erschien. Die folgenden Monate waren die qualvollsten, die ich in meinem bisherigen Leben durchgemacht habe. Daß Menschen, die man liebte und denen man sich zugehörig wußte, dem Krieg zum Opfer fielen, daran hatte man sich gewöhnen müssen und konnte es bei aller Sinnlosigkeit dieses Weltbrandes noch irgendwie verstehen. Daß aber nun von denen, die der Vernichtungsmaschine Einhalt gebieten wollten, einer nach dem anderen als Verräter gebrandmarkt und zum Tode durch den Strang verurteilt werden mußte, und daß darüber hinaus die Angehörigen dieser Menschen in Haft genommen und einem ungewissen Schicksal überantwortet wurden, dafür gab es noch keinen einschlägigen Erfahrungsvorgang in der eigenen Seele, der irgendwie hätte helfen können, die einem solchen Geschehen angemessene innere Haltung zu beziehen. So setzte ich also meine ganze Hoffnung auf das Wort Gottes, daß es in der Lage sein möchte, mich auch durch diese Not hindurchzutragen und mich zu einem Verständnis dessen zu führen, was mir hier zugemutet wurde.

Ein Trost war in dieser Zeit das Verhalten einiger junger Menschen. Da gab es beispielsweise einen Kreis von jungen Männern zwischen sechzehn und achtzehn

Jahren, die sich um den ebenfalls noch jungen Diakon Millert scharten. Sie taten in aller Stille viel Gutes, besuchten Kranke und Hilflose, machten Besorgungen für sie, fuhren Gelähmte mit dem Rollstuhl in der Stadt spazieren und trafen sich in jeder Woche einmal zu einem abendlichen Vortrag. Eines Tages nun wurde der Diakon zum Wehrdienst eingezogen, was zu erwarten gewesen war. Er kam zunächst zu einem Truppenteil, der in unsrer Stadt lag, und da er gut sprechen konnte, mußte er dort gleich bei einer Soldaten-Weihnachtsfeier mitwirken. Bei solchen Veranstaltungen wurden Theaterstücke aufgeführt, die inhaltlich natürlich gar nichts mit Weihnachten zu tun hatten, sondern dazu dienen sollten, den sogenannten Wehrwillen zu stärken. Heinz Millert sollte bei dieser Gelegenheit einen Frontsoldaten spielen, der seinen Kameraden einen Brief seiner Braut vorliest. Das tat er auch; aber was er vorlas, war nicht der vorgeschriebene Brief mit den üblichen Ansprüchen an seine Tapferkeit – den hatte er verschwinden lassen –, sondern eine kurze, handfeste, selbstverfaßte Weihnachtspredigt. Und, wie es damals bei solchen Überraschungen sein konnte: niemand unterbrach ihn, keiner sprach ihn hinterher darauf an oder versuchte ihn zu maßregeln. Aber im stillen haben sicher viele sich gefreut, daß es eine solche innere Freiheit irgendwo noch gab.

Als Gegenstück dazu denke ich immer an eine Begebenheit, die sich etwa zur gleichen Zeit in einem Schulungskursus für angehende Generäle in einem anderen Teil Deutschlands zutrug. Dort trat, wie mir einer der Beteiligten erzählt hat, unter anderen auch ein Redner in Aktion, der über Propaganda zu sprechen hatte. Er erläuterte das Wesen echter Propaganda an folgendem Beispiel: „Vor fast zweitausend Jahren hat es einmal einen Mann gegeben, der auf einer Hochzeit den Gästen weisgemacht hat, das Wasser, das sie tränken, wäre Wein. Diese Geschichte ist später von einigen Leuten so überzeugend weitererzählt worden, daß es auch heute noch Menschen gibt, die wirklich glauben, daß er Wasser in Wein verwandelt hat." Und unter den mindestens vierzig versammelten Obersten war keiner in der Lage, die zweischneidige Ironie dieser Erklärung durch ein schlagfertiges Wort bloßzustellen.

Nach der Einberufung des Diakons arbeitete der Jungmännerkreis allein weiter, immer gewärtig, daß eins nach dem anderen seiner Mitglieder ebenfalls zum Militärdienst eingezogen werden würde. Wie sie es gewohnt waren, trafen sich die jungen Leute wöchentlich einmal zu einer Bibelstunde oder sie ließen sich einen Vortrag halten. Auch ich wurde gelegentlich von ihnen herangezogen. Eines Abends nun wurde die Frage akut, ob es überhaupt noch Sinn hätte, den Kreis weiterbestehen zu lassen, nachdem wieder zwei Teilnehmer ihre Einberufung erhalten hatten. Nach einigem Hin und Her wurde beschlossen, den Kreis aufzulösen. Aber da meldete sich plötzlich ein kleiner blonder Mensch, der noch nicht lange dazugehörte, und sagte, das ginge nun wirklich nicht an. Er sei zwar erst wenige Male dabeigewesen, aber was er hier gehört hätte, das würde er nicht wieder aufgeben. Es sei doch das einzige Vernünftige, was man jungen Leuten heute noch sagen könne. Und wenn man ihm das zutraue, würde er selber gern die weitere Leitung des Kreises übernehmen. Auf dem Heimweg begleitete er mich noch ein Stück und ich fragte ihn, was er denn sonst für eine Tätigkeit hätte. Er sei einer der beiden Hitlerjugendführer unsrer Stadt, war die Antwort. Ich blieb stehen und vor innerer Bewegung traten mir fast Tränen in die Augen. Stämmig, bescheiden und gänzlich unbefangen stand er vor mir und sah mich erwartungsvoll an. Ob ich wohl glaubte, daß er in der Lage wäre, auch mit seinen Hitlerjungen die Bibel zu lesen, fragte er. Er würde es gern tun, nur müßte man ihm dann dabei helfen, ihm Bibeln besorgen und ihn beraten. Ich versprach es ihm, obgleich ich nicht die geringste Vorstellung davon hatte, was für Konsequenzen dieses kühne Vorhaben in seinem Dienstbereich nach sich ziehen würde. Etwa eine Woche später erschien er bei mir und berichtete, es wären dreißig Jungen zu ihm zur Bibelstunde gekommen und er brauchte Bücher. Nach einer weiteren Woche war die Zahl schon auf neunzig angewachsen, und dann erschienen jedesmal mehr als hundert Jungen. Da er die Stunde im Anschluß an den Schulunterricht angesetzt hatte, liefen viele schon zehn Minuten früher aus der Schule fort, um bei ihm noch einen Platz zu bekommen. Er wußte nicht, wo er sie alle lassen sollte. Der allmählich näherrückenden russischen Front wegen hat diese Episode nur noch kurze Zeit gedauert. Aber es muß ein großer Segen von diesen Stunden ausgegangen sein. Max Kuhlweit, jener junge Mensch, ist heute im diakonischen Dienst tätig, während Heinz Millert später Theologie studierte und heute ein Pfarramt hat.

In der Nacht vom 25. zum 26. Juli warfen russische Flugzeuge Bomben in unsre Stadt und zerstörten eine Reihe von Gebäuden. Auch unsre Kirche kam dabei zu Schaden. Die Türen und Fenster wurden herausgerissen, das Gestühl durcheinandergeworfen. In Erwartung weiterer Angriffe beschlossen wir, uns jeden Abend, solange es noch ginge, um 20 Uhr in der Kirche zu treffen und eine Andacht zu halten. Die Kirche blieb von weiteren Zerstörungen verschont, und so konnten bis tief in den Herbst hinein, als die Evakuierung der Stadt schon weit fortgeschritten war, allabendlich hundert und mehr Menschen dort zusammenkommen und sich Trost holen. Es wurde gesungen und gebetet und abwechselnd hielt einer von uns eine kurze Ansprache. Nichts als eine kleine Kerze auf dem Lesepult vor dem Altarraum erleuchtete die Finsternis.

Das letzte bedeutungsvolle Ereignis dieses Zeitabschnitts war für mich der Bußtag. Da las ich morgens in meiner Bibel den Predigttext des Tages im 13. Kapitel des Lukas-Evangeliums. Wieder war es ein dreizehntes Kapitel! Dort stand geschrieben: „In jenen Tagen kamen Leute zu Jesus und berichteten ihm, Pilatus habe eine Gruppe von Galiläern im Tempel beim Opfern ergreifen und umbringen lassen. Und Jesus entgegnete ihnen: Meint ihr, daß diese Galiläer schlechtere Menschen gewesen seien, als alle übrigen Galiläer, weil sie so etwas erleiden mußten? Nein, sage ich euch. Aber: wenn ihr euren Sinn nicht ändert, werdet ihr auch auf diese Weise umkommen. Oder meint ihr etwa auch, die achtzehn Menschen, auf die der Turm von Siloah fiel und sie erschlug, hätten mehr Schuld gehabt als alle übrigen Einwohner von Jerusalem? Nein, sage ich euch. Aber wenn ihr euren Sinn nicht ändert, werdet ihr alle auch auf diese Weise umkommen."

Beim Lesen dieses Abschnitts wurde ich auf einmal ganz hellhörig. Da wird ein besonderer Fall vorgetragen. Leute kommen zu Jesus und berichten ihm, eine

Gruppe von galiläischen Pilgern sei bei der Darbringung eines Opfers ergriffen und auf Befehl des römischen Machthabers umgebracht worden. Nichts weiter wird gesagt. Aber Jesus spürt, daß hinter diesem kurzen Bericht eine schwerwiegende Frage steckt. Warum erzählen die Leute ihm das? Offenbar paßt diese Begebenheit nicht in ihre Vorstellung von Gott. Sie wollen wissen, wie es möglich ist, wie Gott es zulassen kann, daß Menschen, die ihm ein Opfer darbringen, bei dieser Gelegenheit den Tod finden können. Waren sie vielleicht besonders schuldbeladen und mußten deshalb etwas so Widersinniges erdulden? Oder – und das steht wohl unausgesprochen hier zur Diskussion – hat Gott hier vielleicht etwas falsch gemacht? Als ich dies Wort an jenem Morgen las, da sah ich mich auf einmal mitten unter denen, die zu Jesus gekommen waren, um ihm ihre Frage vorzulegen. Denn plötzlich hatte ich bemerkt, daß ich mich seit Monaten in der gleichen ungeklärten Situation befand, nur noch schmerzlicher, noch stärker beteiligt, als jene Fragenden es waren. Bei den Tätern des 20. Juli, um deren Schicksal meine Gedanken kreisten, handelte es sich da nicht auch um Männer, die umgebracht wurden im Zusammenhang mit einer Handlung, zu der sie sich auf Grund ihres Gewissens und ihres Glaubens verpflichtet gesehen hatten? War ihr Ende, gewissermaßen von höherer Warte aus gesehen, nicht ebenso unbegreiflich, wie das der Galiläer? Kein Wunder also, daß sich in mir auf einmal alles darauf konzentrierte, zu erfassen, was Jesus mir als Antwort auf meine Frage sagen würde.

Wie sieht diese Antwort nun aus? Sehr merkwürdig und zunächst einfach abwegig. Zwar beantwortet sie die Frage nach der größeren Schuld mit einem klaren „Nein".

Aber was dann kommt, das ist keine sachliche Erklärung mehr, sondern geradezu ein Stoßangriff. „Wenn ihr euren Sinn nicht ändert, werdet ihr auch auf diese Weise umkommen.“ Und um noch einmal ganz deutlich zu machen, wie er die Sachlage beurteilt, zieht Jesus die Parallele zu einem anderen Ereignis, das sich offenbar früher zugetragen und die Gemüter erregt hat. Er sagt: „Oder meint ihr etwa auch, die achtzehn Menschen, auf die der Turm von Siloah fiel, hätten mehr Schuld gehabt als alle übrigen Einwohner von Jerusalem? Nein, aber wenn ihr euren Sinn nicht ändert, werdet ihr auch auf diese Weise umkommen.“

Was für eine seltsame Antwort! Die achtzehn, auf die der Turm von Siloah fiel, das waren völlig indifferente Passanten, die in dem Augenblick, als das Unglück geschah, sicherlich nichts Besonderes taten oder im Schilde führten. Ein rein zufälliges Ereignis setzte ihrem Leben ein Ende. Jesus stellt diese beiden katastrophalen Ereignisse – den Mord an den Galiläern und das Erschlagenwerden durch den fallenden Turm – einfach nebeneinander und bringt damit unmißverständlich zum Ausdruck, daß die Frage nach der Schuld eines anderen kein Weg ist, um hinter Gottes Geheimnisse zu kommen. Zum Verständnis eines derartigen Geschehens bedarf es dagegen einer Denkkategorie, die der Mensch nur dadurch gewinnen kann, daß er sich einer Wandlung unterzieht. So wie er ist, kann er die Lösung nicht finden, sondern er wird sich immer wieder an der gleichen Frage wundreiben. Anders gesagt: Es handelt sich hier um ein Problem, das nicht mit Worten oder Gedanken, sondern nur mit dem Leben gelöst werden kann.

Für mich bedeutete der überraschende Vergleich, mit

dem Jesus die Frage nach der Schuld ad absurdum führt, allein schon eine ganz große innere Befreiung. Es hatte also nichts mit Schuld und Sühne zu tun, was da an den Menschen geschah, die uns von der Gewaltherrschaft Hitlers hatten befreien wollen. Jedenfalls nicht in jenem kurzschlüssigen Sinn, der unsrem menschlichen Begreifen zugänglich ist. Die Erklärung für den Sinn ihrer Not und Qual mußte auf einer anderen Ebene gesucht werden. Diese Erkenntnis machte mich gänzlich bereit, das als bindend anzunehmen, was mir Jesus nun als Hilfe für die Bewältigung jenes unbegreiflichen Geschehens anzubieten hatte. „Wenn ihr euren Sinn nicht ändert, werdet ihr alle auch auf diese Weise umkommen." Was sollte das heißen? Daß wir auch umgebracht oder von einem Turm erschlagen werden würden? Das hätte uns damals wahrscheinlich nicht allzuviel ausgemacht, so verzweifelt, wie wir waren. Es mußte also anders gemeint sein. Ich habe diese Worte lange mit mir herumgetragen und ihren Sinn allmählich erfassen gelernt – so wie man ein Gedicht, das einen ergreift, auswendig lernt, obwohl man es noch nicht versteht, und das sich einem dann ganz langsam und schrittweise erschließt. „Auf diese Weise umkommen" bedeutet, wie ich es verstehen lernte, dies: Ihr werdet ein solches Ende finden, wie ihr glaubt, daß jene es gefunden haben – also als Schuldige oder durch einen sinnlosen Zufall oder gar durch ein Versehen Gottes. Wenn ihr euch nicht verwandeln laßt, dann werdet ihr schon allein deswegen sinnlos und zwecklos umkommen, weil ihr sinnlos und zwecklos lebt. Wenn ihr es nicht für möglich haltet, daß Gott mit jedem einzelnen von diesen Menschen – ganz gleich, wodurch sein Leben endete – seinen eigenen, ganz persönlichen und besonderen Weg gegangen ist; wenn ihr den leiblichen Tod überhaupt als *das* Ende anseht; wenn ihr das irdische Scheitern eines Menschen mit seinen Plänen und Hoffnungen als ein Scheitern schlechthin betrachtet, dann ist auch euer eigenes Dasein sinnlos. Nicht erst bei eurem Tode, sondern schon jetzt. Darum seht zu, daß ihr durch Wandlung eures Lebens zu einem neuen Verständnis kommt.

So wurde mir durch den Umgang mit diesem Bibelwort allmählich ein Weg geöffnet, auf dem meine Gedanken sich in einer neuen, vom Zwang der Kausalität befreiten Weise den Menschen zuwenden konnten, die auf so grausame Art den Tod erleiden mußten. Wie sah denn ihr Ende in Wirklichkeit aus? War es ein verzweifeltes, ein sinnloses, ein ganz und gar in Dunkel getauchtes Ende, wie wir als Übrigbleibende es empfanden? Was war es denn, wovon ihre Abschiedsbriefe sprachen, die hier und da noch durch die Gefängnismauern gedrungen waren? War es Not, Ungewißheit, Elend, Hoffnungslosigkeit? Nichts von alledem! Sondern was da ans Tageslicht kam, war Trost, ungeheurer Trost. Wer unter denen, die dieses lesen, einmal genau wissen möchte, was eigentlich der Friede Gottes ist, von dem in unsren Kirchen an jedem Sonntag die Rede ist, der Friede, der höher ist als alle Vernunft, dem kann ich nur empfehlen, diese Briefe zu lesen. Sie sind glücklicherweise erhalten geblieben und in einem Buch mit dem Titel ‚Du hast mich heimgesucht bei Nacht' veröffentlicht worden. Was wir darin an Tiefe der Erkenntnis Gottes und des eigenen Herzens, an Liebe zu Jesus Christus und an Freimut des Bekennens vorfinden, das hat in deutscher Sprache wohl noch kaum jemals ähnlich überzeugende Gestalt gewonnen. Unter dem Eindruck einer solchen Lektüre wird man verstehen, wenn ich zu behaupten wage, daß durch das Scheitern jener Männer und die Konsequenzen, die sie daraus ziehen mußten, mehr für die Überwindung des Bösen in der Welt und für die geistige Erneuerung der Menschheit geschehen ist, als wenn der Widerstand gegen Hitler zum Erfolg geführt hätte. Hier ist wirklich eine Frucht des Geistes gewachsen und ausgereift. Es kommt nur darauf an, daß wir sie in ihrer ganzen Tiefe ausschöpfen.

Mit meinem Bericht über die Bekennende Gemeinde in Insterburg bin ich nun am Ende. Heute, nach fünfundzwanzig Jahren, ist die Situation der Christenheit zumal in den westlichen Ländern, zwar eine völlig andere. Was von ihr gefordert wird, ist nicht so sehr das kämpferische Bekenntnis gegenüber einer christusfeindlichen Umwelt, als vielmehr die Suche nach neuen Lebens- und Gemeinschaftsformen, das Brückenbauen zwischen Menschen und Völkern, der Einsatz zur Linderung der Not in aller Welt. Nicht geändert hat sich dagegen die Voraussetzung ihres Seins und Handelns, nämlich das Wort Gottes, dem es nach wie vor gefällt, schwache, zerrissene und anfechtbare Menschen aus ihrer Isolierung herauszuholen, ihrem Leben einen Sinn zu geben und mit ihnen seine unvergängliche Kirche zu bauen.

Anlage

Abschrift

Der Weg der Kirche
oder Die Geschichte Gottes mit seinem Volk
Kampf zwischen völkischer Religiosität und dem
Herrscheranspruch Gottes

1. Mose 3,15. Maleachi 4,2. Joh. 5,39,46,47.

1. Die Erneuerung der Kirche.
   Amos 5, 7 und 9
2. Der Ruf Gottes zur Kirche.
   1. Mose 12. Apostelgeschichte 7. Römer 4. Hebräer 11. Gal. 3.
3. Der halbe und der ganze Gehorsam der Kirche.
   1. Mose 16, 21 und 22, Gal. 4, Römer 9, 7–9.
4. Die Rettung der Kirche und der Bund mit Gott.
   2. Mose 3, 13–15 und 19.
5. Die Ordnung oder das Gesetz der Kirche.
   2. Mose 20.
6. Der Abfall der Kirche oder das Bild Gottes.
   2. Mose 32.
7. Der Sieg der Minderheit oder der Sieg aus dem Glauben.
   Richter 6 und 7, Matth. 7, 13–14.
8. Gott, der wahre Herr der Kirche.
   1. Sam. 7–10, 15
9. Die Aufgabe der Kirche.
   2. Sam. 11 und 12.
10. Der Gottesdienst und die Kirche.
    1. Könige 6–8.
11. Die Lieder der Kirche.
    Psalmen.

12. Die Weisheit der Kirche.
Sprüche Salomos, der Prediger, Jesus Sirach und Weisheit Salomos.

13. Die Dichtung der Kirche.
Hiob.

14. Mißbrauch der Kirche und unechte Aufgaben der Kirche.
1. Könige 12, 13 und 15.

15. Die Notwendigkeit der Entscheidung.
1. Könige 12, 13 und 15.

16. Die Reformation der Kirche.
2. Könige 22 und 23, Amos 5, 7 und 9.

17. Die Macht des Glaubens.
Jesaja 7,36 und 37.

18. Falsche Sicherheit.
Jeremias 7
Und die Verheißung des Heils.
Jeremias 31

19. Der Trost der Kirche.
Hesekiel 36 und 37.

20. Der Retter der Kirche.
Jesaja 40, 43 und 53.

Buchanzeige

Hans Graf von Lehndorff

Ostpreußisches Tagebuch

Aufzeichnungen eines Arztes aus den Jahren 1945–1947

268. Tausend. 1985. 308 Seiten mit einer Karte
In Leinen

„Wie kaum ein anderes scheint dieses Buch geeignet, etwas über Deutschland auszusagen: Die Tagebuchaufzeichnungen des ostpreußischen Chirurgen Hans Graf von Lehndorff, der von 1945 bis 1947 in seiner Heimat den Einmarsch und die Herrschaft der Russen erlebte. Es wird schwerlich einen Leser geben, der sich dem Ernst dieses Buches entziehen kann. Denn was hinter dem ‚Ostpreußischen Tagebuch' steht, ist die Geschichte eines anderen Deutschland, von dem in der Literatur der Zeit nur selten etwas zu finden ist.
Lehndorff gehört zu jener raren Gattung von Berichterstattern, die über ein geradezu grauenhaftes Geschehen von innen heraus zu schreiben verstehen. Er erlebte die Monate des Zusammenbruchs in Ostpreußen im Frühjahr 1945: das Warten auf die Russen, den Einbruch der Russen in eine bereits erschütterte westliche Enklave; er sah sinnlose Zerstörung, sinnloses Leid und allgemeine Vernichtung, und er ging aus diesem Feuer hervor, nicht ungebrannt, aber lebend – ein Zeuge, der lange schwieg, bevor er zögernd seine Erfahrungen veröffentlichte."

Christ und Welt

Hans Graf von Lehndorff

Menschen, Pferde, weites Land

Kindheits- und Jugenderinnerungen

56. Tausend. 1981. 287 Seiten mit 25 Abbildungen
und 1 Karte. In Leinen

Hans Graf von Lehndorff legt Aufzeichnungen über seine Kindheit und Jugend vor. Sie handeln von der Zeit zwischen dem Ersten Weltkrieg und dem Beginn der dreißiger Jahre, greifen aber viel weiter zurück und erzählen von Vergangenheit und Tradition im einstigen Ostpreußen, von der Größe und Weite seiner Landschaft, der Eigenart seiner Menschen. Diese Erinnerungen sind mit verschiedenen Orten und Stationen verknüpft. Da ist zunächst Graditz, das nahe Torgau an der Elbe gelegene Vollblutgestüt. Dort verbringt der Autor sein erstes Lebensjahrzehnt. Dann führt der Weg in das heute schon legendäre Gestüt Trakehnen, dessen Leitung dem Vater 1922 übertragen wird. Haben Pferde von Anfang an im Dasein der Kinder eine dominierende Rolle gespielt, so rückt hier die Reiterei für den jungen Grafen Lehndorff vollends in den Mittelpunkt des Lebens. Gleichzeitig entwickelt er seine Passion für die Jagd, die ihm Gelegenheit zu intensiven Naturbeobachtungen gibt und in ihm die Liebe zur ostpreußischen Landschaft weckt, der seine Vorfahren entstammen.

Biederstein Verlag München